Saskia Bayer

AF284730

Lebensgeist

Was Niemand hören will

Für die „Überlebenden", die sich jeden Tag aufs Neue fragen, wie sie wohl wären, wenn sie sein könnten, wer sie sind!

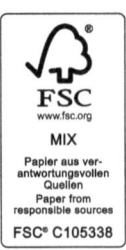

Bibliografische Information der Deutschen Nationalbibliothek: Die Deutsche Nationalbibliothek verzeichnet diese Publikation in der Deutschen Nationalbibliografie; detaillierte bibliografische Daten sind im Internet über dnb.dnb.de abrufbar.

© 2020 Saskia Bayer

Herstellung und Verlag: BoD – Books on Demand, Norderstedt

ISBN: 9 783752 899214

Vorwort

Sicher kennst Du eine Situation, in der Du, im persönlichen Umfeld, in der Nachbarschaft, in den Nachrichten, oder wo auch immer, davon hörtest, dass einem Menschen grausame Dinge angetan wurden. Das ein Kind gequält, misshandelt, missbraucht wurde. Eine Frau verprügelt, gefoltert und eingesperrt wurde. Ein Mann bestialisch zugerichtet aufgefunden wurde oder ähnliches.

Die Reaktion, die solche Nachrichten auslösen, ist bei vielen Menschen ähnlich: Entsetzen, Bestürzung, Unverständnis und Mitleid bzw. Mitgefühl für das Opfer. Da wird sich dann die Frage gestellt, wie man so etwas überstehen und überwinden kann, wie man damit nur weiterleben soll. Man wird vielleicht wütend, auf den Täter, solidarisiert sich in Gedanken mit dem Opfer, findet die Tat unerträglich und grausam und ist dankbar, dass man selbst verschont blieb, weil es unvorstellbar wäre, wie man damit umgehen sollte.

Selbige Person, die solche oder ähnliche Gedanken hat, kennt auch folgende Situation, ebenfalls aus dem persönlichen Umfeld, der Nachbarschaft, den Nachrichten etc.:

Da ist diese eine Person, die nicht ganz richtig tickt, die geht entweder nicht arbeiten und sitzt den ganzen Tag nur faul zu Hause rum, oder geht arbeiten, ist aber ständig krank und schafft ihr Pensum nicht. Sie ist vielleicht viel zu dünn, oder auch zu dick, raucht oder trinkt zu viel, ist eine Schlampe, die schon durch alle Betten der Stadt gehüpft ist, oder eben ein Rühr-Mich-Nicht-An, dass verklemmt und verschämt durch die Gegend huscht. Diese Person, so nerv tötend ja schon ihr ganzes Auftreten ist, reagiert häufig auch noch unangemessen, lässt sich schwer zu etwas begeistern, ist ständig müde, krank, unzuverlässig, meldet sich nur unregelmäßig und überhaupt gehört sie einfach nur weggesperrt oder soll sich zumindest irgendwo in eine Ecke zurück ziehen und die Welt von sich und ihrem jämmerlichen Dasein verschonen. Solch ein Theater und das als erwachsener Mensch, da könnte man sich ja wohl mal ein bisschen am Riemen reißen, man selbst tut ja schließlich auch was man kann und hat manchmal keine Lust auf die lästigen Alltagspflichten. Lässt man sich deshalb gleich so gehen? Nein, schließlich ist man selbst kein solcher Versager und einen an der Waffel hat man definitiv auch nicht. Ein solches Verhalten ist im besten Falle einfach nur ungehörig, im Schlimmsten Fall verachtenswert und peinlich sowieso.

2

Die Frage, die sich mir nun aufdrängt, ist Folgende:

Was glaubst Du, lieber Leser, was passiert mit jenen Menschen, von denen Du im ersten Szenario gehört hast, wenn sie das Verbrechen, dass an ihnen begangen wurde, überlebt haben? Dir fehlte die Vorstellungskraft, wie man damit überhaupt weiterleben kann, du hattest doch sogar Mitleid mit dieser Person, als du davon erfahren hast, was ihr angetan wurde. Du hast ihr in Gedanken vielleicht sogar alles Gute und viel Kraft gewünscht und manch Einer verspürte mitunter sogar den Wunsch, diesem Menschen irgendwie helfen zu können. Niemand sollte schließlich damit allein sein müssen, sollte jede Hilfe bekommen, derer man nur habhaft werden kann.

Nun, lieber Leser, warum fragst du nicht einfach mal die Person aus Szenario zwei, was aus jenen Menschen geworden ist? Die Person, die sich in deinen Augen gehen lässt, die verachtenswerter Weise irgendwelche Unarten an den Tag legt, die sie ganz eindeutig als völlig bekloppt ausweisen? Die ihren Alltag nicht wirklich strukturiert bekommt oder ständig krank ist. Frag doch diese Person mal, wie es sich anfühlt, ein solches Verbrechen zu überleben, sich abzumühen, irgendwie wieder in einen halbwegs lebenswerten Alltag zurück zu kämpfen um sich dann von der Gesellschaft dafür verachten zu lassen, dass man das Verbrechen zwar überlebt hat, aber eben nicht unbeschadet. Das vielleicht nicht nur der Körper Wunden und Narben zurück behalten hat, die schlecht heilen, sondern auch die Seele nachhaltigen Schaden genommen hat, und man nicht mehr der Mensch ist, der man vorher war oder selbst gerne sein würde.

Ist es nicht irgendwie seltsam, dass man dazu neigt, einem Opfer, direkt nach der schrecklichen Tat, jegliches Mitgefühl, Unterstützung und Wohlwollen entgegen zu bringen, danach aber von ihm erwartet, dass es trotz aller Verletzungen und Schädigungen, die solche Verbrechen für gewöhnlich mit sich bringen, ganz normal weiterlebt als sei Nichts geschehen? Das man eben jene Person verachtet, es als persönliches Versagen einordnet, wenn dem nicht so ist? Und das obwohl man sich selbst, in dem Augenblick in dem man von der Tat erfuhr, so hilflos fühlte, dass man sich nicht vorstellen konnte, wie ein Weiterleben überhaupt möglich sein könnte?

Nun, diese Person würde dir vielleicht wie folgt antworten:

Ein Weiterleben ist NICHT möglich. Du bist ein anderer Mensch, die Welt hat sich verändert, Du selbst hast dich verändert, Deine Sicht auf einfach Alles hat sich verändert. Es ist kein Weiterleben im eigentlichen Sinne, es ist ein Überleben und das Tag für Tag, weil dir gar Nichts anderes übrig bleibt. Schließlich hat dein Körper im entscheidenden Moment beschlossen, dass er weiterleben möchte und für dich gekämpft. Weil Du ein Recht auf Leben hast, aber ein Teil von Dir dieses Recht gar nicht mehr wahrnimmt. Du hast den Tod vor Augen gehabt und sollst dich in der Welt der Lebenden bewegen, als ob Nichts geschehen wäre. Wer ein solches Verbrechen überlebt hat, ist nicht außer Gefahr, er kann nicht einfach weiterleben, er ist auch nicht zwingend unglaublich dankbar und überglücklich, dass er noch unter den Lebenden weilt. Was nicht heißen soll, dass er nicht leben möchte, aber es ist doch so: der eigentliche Kampf fängt genau dann an, wenn die sichtbaren Wunden schon lange verheilt zu sein scheinen. Ein solches Verbrechen ist keine Momentaufnahme, die danach vorbei ist. Es begleitet einen auf Schritt und Tritt, für den Rest des Lebens und es ist manchmal nur ein sehr dünner Faden, der verhindert, dass man nicht doch noch als totes Opfer endet.

Warum also dieses Buch? Ich weiß, es gibt bereits tausende andere solcher Bücher und mir persönlich war ehrlich gesagt immer schleierhaft, wer genau die Zielgruppe solcher, teilweise doch sehr verstörenden, Erfahrungsberichte sein könnte. Ich wurde in meinem Leben häufig darauf angesprochen, doch meine eigene Geschichte unbedingt zu veröffentlichen. Sie sei definitiv eine Geschichte, die die Leute lesen wollen würden. Nun, das werde ich nicht tun, und zwar aus folgenden Gründen:

1. Ich möchte kein Kapital mit meinem eigenen Leid erzielen, indem ich dieses noch dazu benutze, die ohnehin schon abgestumpfte Gesellschaft noch tiefer in diese Abgründe zu treiben und ihnen Nachschub für die Sensationslust oder ihr persönliches Gruseln zu liefern. Ganz abgesehen davon, das durch ein solches Buch, bestimmte Individuen mehr Aufmerksamkeit erhalten würden, als ihnen zusteht, auch wenn sie namentlich nicht genannt werden würden.

2. Habe ich den Anspruch an mich, wenn ich etwas sage, möchte ich auch etwas zu sagen haben. Dies soll heißen, ich möchte mich nicht einfach nur mitteilen. Ich will nicht hören, wie furchtbar das alles ist und ich will kein Mit-

leid. Vielmehr möchte ich zum Nachdenken anregen, vielleicht Aufklären, Hilfestellung geben oder im besten Falle sogar noch etwas mehr bewirken.

3. Ich lebe mit einer chronischen, komplexen Posttraumatischen Belastungsstörung, einer Störung, die so tiefgreifend und so schwerwiegend ist, dass sie sowohl auf körperlicher Ebene, als auch in der Seele ihre Spuren hinterlassen hat. Eine Störung, die dazu führte, dass mein Gehirn nicht so strukturiert und entwickelt ist, wie das von anderen Menschen. Was nicht heißt, dass ich bescheuert bin, im Gegenteil, ich bin ziemlich klar im Kopf und nicht blöde. Es heißt einfach nur, dass mein Hirnstoffwechsel und die Weiterleitung/ Verarbeitung in anderen Bahnen verläuft, als es normalerweise der Fall wäre. Das mein Körper und mein Gehirn Eigenarten aufweisen, die nicht der Norm entsprechen und das dies nicht mein persönliches Versagen ist, sondern die vollkommen normale Vorgehensweise eines Gehirns, dass schlicht anders arbeitet als das von dir, weil es in seiner normalen Entwicklung gestört wurde. Was dazu geführt hat, spielt erst mal keine Rolle, da gönne ich mir ein bisschen Privatsphäre. Viel Wichtiger

ist jedoch, was es für Auswirkungen hat, mit einer solchen Erkrankung zu leben. Und zwar nicht aus professioneller, medizinischer oder wissenschaftlicher Sicht, sondern ganz praktisch und hautnah aus dem Leben, besser gesagt dem Überleben gegriffen.

Eines noch vorab. Ich selbst versuche inzwischen, mich selbst nicht mehr als Krank, Behindert oder Abnormal zu betrachten. Mir ist klar, dass diese Aussage auf einiges Unverständnis stoßen dürfte. Lass mich dir daher kurz erklären, wie ich das meine:

Stell dir vor, alle Menschen um dich herum, fahren ein Auto mit Schaltgetriebe. Die ganze Welt ist auf Autos mit Schaltgetriebe ausgerichtet und alles was Du über das Autofahren lernst und lernen kannst, ist ebenfalls auf Schaltgetriebe ausgerichtet.

Und nun stell dir vor, du bekommst beigebracht, wie man ein Auto mit Schaltgetriebe fährt, wie man damit umzugehen hat, wie man dieses Auto pflegt, wartet und sicher durch den Verkehr bringt. Und du bemühst und bemühst dich, arbeitest mit immer größerer Verbissenheit daran, dich in die Wagenkolonne der Schaltwagenfahrer einzureihen, mit ihnen Schritt zu halten, aber, es will dir einfach nicht gelingen. Dein Auto rührt sich manchmal nicht vom Fleck, ständig ist der Tank leer, der Motor überhitzt, es ruckelt, qualmt und quietscht und du beginnst zu schwitzen, lächelst aber freundlich aus dem Fenster, damit kein anderer Autofahrer sieht, dass du Probleme hast. Ist ja schließlich alles in bester Ordnung.

Das geht über viele Jahre hinweg so, die anderen Autofahrer beginnen dich zu meiden, sich über dich lustig zu machen, sagen dir, du wärst zu blöde Auto zu fahren oder würdest dich einfach nicht genug anstrengen. Manche klopfen vielleicht mal an deine Fensterscheibe und geben dir, sicherlich meist, gut gemeinte Ratschläge, andere wiederum erklären dir einfach nur respektlos, wie dumm du dich anstellst. Schließlich stehst du irgendwann, irgendwo, einsam an einer schäbigen, verstaubten Straßenecke herum und verfluchst dein Auto, das einfach nicht fahren will. Es ist schon lange kein Schaltwagenfahrer mehr vorbei gekommen, du hast sie alle an dir vorbei fahren sehen.

Kannst du dir dieses Szenario so in etwa vorstellen? Gut, dann gehen wir jetzt einen Schritt weiter. Diese Autos, von denen wir ausgehen, sind unsere Körper. Du wirst höchstwahrscheinlich, wie die Meisten anderen auch, einen „Schaltwagen" haben. Was ist, wenn ich dir sage, ich habe keinen? Was ist, wenn mein Körper, durch die Dinge, die passiert sind, einfach nicht die Möglichkeit hatte, ein Schaltgetriebe zu entwickeln, sondern stattdessen ein Automatikgetriebe angelegt hat?

Niemand würde auf die Idee kommen, einen Schaltwagen als gesundes Fahrzeug und einen Automatikwagen als krankes oder minderwertiges Fahrzeug zu bezeichnen, oder? Mein Gehirn hat sich entsprechend der Erfahrungen, die es im Entwicklungsstadium gemacht hat, ganz normal entwickelt. Evolutionär gesehen, sogar ganz vernünftig und einwandfrei. Es hat die Bereiche, die besonders benötigt wurden, gefördert und stärker ausgebildet, als Diejenigen, die eben nicht so gebraucht wurden. Durchaus eine sinnvolle Leistung, nicht wahr?

Dies hat nur eben leider zur Folge, dass ich jetzt in einem Automatikfahrzeug sitze, in einer Welt, die nur für Schaltwagen konzipiert ist, in der mir beigebracht wurde wie ich schalten muss, aber Niemand mir verraten kann, wie ich Automatik fahre.

Ich mag diesen Vergleich sehr, weil er tatsächlich ziemlich zutreffend ist. Bei meiner „Erkrankung" sind einige Dinge automatisiert, die als nicht normal gelten, ich kann sie nicht beeinflussen, ich kann nur versuchen mir selbst beizubringen, wie ich ohne Schaltgetriebe fahre und das ich einfach andere Bedingungen und Voraussetzungen brauche, als die Meisten anderen Menschen.

Natürlich heißt das nicht, dass die Symptome, die ich habe, alle als harmlos oder nicht „krankhaft" einzuordnen wären. Ich bin weit davon entfernt, mich selbst als vollkommen normal einzustufen und weiß um die Wirkung auf Andere. Aber es erleichtert einem den alltäglichen Kampf mit dem Leben, man kann aufhören, sich selbst ständig fertig und klein zu machen und erhält sich, noch ein klitzekleines bisschen, Menschenwürde. Und es gibt ein Ziel vor, für das es sich lohnt weiter zu machen. Ich will nämlich endlich herausfinden, wie ein Automatikgetriebe gefahren wird. Was für Bedingungen ein solches Auto hat um sicher und halbwegs ruhig zu funktionieren.

In diesem Sinne heiße ich dich herzlich Willkommen und lade dich ein, mir in das ziemlich komplizierte ABC des Überlebens zu folgen.
Bist du selbst betroffen, wirst du dich vielleicht an manchen Stellen wiedererkennen, oder bei dir mag es auch ganz anders sein, mach dir keine Gedanken, das ist ok. Diagnosen sind letztendlich nur Leitfäden, die Anhaltspunkte liefern, dieses ABC berichtet von mir und meinen eigenen Erfahrungen,

Symptomen, Eigenarten und Bedürfnissen. Du wirst für dich selbst irgendwann herausfinden, wie dein Auto funktioniert.

Bist du ein Angehöriger, dann wünsche ich dir viele Aha-Momente und das nötige Verständnis, Geduld und Feingefühl. Vielleicht kannst du der betroffenen Person ja einfach mal sagen, dass du stolz auf sie bist und das sie sich die nötige Zeit lassen darf, um heraus zu finden, wie ihr Auto funktioniert.

Und bist du vom Fach, dann wäre es schön, wenn du die Schubladen und das Wissen, das darin angehäuft wurde, geschlossen lassen könntest. Lies dieses Buch nicht als Therapeut, Arzt oder Psychiater, lies es als Mensch. Manchmal sind Schubladen oder Leitfäden wichtig, um sich daran zu orientieren. Manchmal aber, sind auch andere Blickwinkel wichtig, um dem Menschen, der vor Dir sitzt, das Gefühl zu geben, nicht bloß eine Diagnose zu sein, sondern ein menschliches Wesen, ein ganz eigenes Individuum, dass ernst genommen wird.

Vorab noch eine kleine Information: Der Einfachheit halber habe ich mich entschieden, im Buch das „DU" anstatt das „SIE" als Ansprache zu nutzen. Was nicht heißt, dass ich unhöflich sein möchte, sondern es fühlte sich einfach persönlicher an und gibt mir das Gefühl auf Augenhöhe zu „kommunizieren". Wem dies unangenehm sein sollte, den bitte ich hiermit schon Mal um Entschuldigung. Überhaupt ist und bleibt dieses Buch eine sehr persönliche Reise, weshalb ich auf einen Verlag verzichtet habe. Ich möchte die Rechte an meiner Geschichte gerne behalten und selbst entscheiden können, was mit ihr geschieht. Selbstverständlich wird jetzt der ein oder andere Einwand kommen, dass ein selbstverlegtes Buch unprofessionell ist oder ein Verlag die ganze Gestaltung sehr viel ordentlicher und vielleicht sogar schöner hinbekommen hätte. Das ist eine Meinung, die ich so stehen lassen kann, aber nicht unbedingt teilen muss. Letztendlich kann sich auch etwas, was auf den ersten Blick unvollkommen erscheint, auf den zweiten Blick als ein wahrer Schatz entpuppen.

In diesem Sinne und mit herzlichen Grüßen,
Saskia Bayer

„A" wie

Angst

Hast Du schon einmal einen richtig fiesen Horror-film gesehen? So einen, wo Du hinterher das Licht anlässt und bei jedem Geräusch zusammenzuckst, während dir alle Haare zu Berge stehen? Vielleicht kannst Du in dieser Nacht nicht so wirklich gut schlafen, möglicherweise plagen dich in den nächsten Nächten noch ein paar Albträume, oder Dir schießen hin und wieder ein paar besonders beeindruckende Filmfetzen in den Kopf. Aber irgendwann verblast die Erinnerung und es kehrt wieder Normalität ein, bis du irgendwann auf einen neuen Horrorstreifen stößt und dich ganz bewusst dazu entschließt, es wäre doch mal wieder ganz nett, sich ein bisschen zu gruseln.

Ich bin mir sicher, die Meisten wissen wovon ich rede. Jetzt stell Dir vor, wie diese Ängste, dieser Horror, wohl für die Hauptfigur in diesem Film gewesen sein müssen. Obwohl es sich nur um ein gut durchdachtes Drehbuch handelte, und die Handlungen nur „gespielt" waren, hatten sie doch die Macht, dir Angst einzujagen, dich dazu zu bringen, das Licht anzulassen oder schlecht zu schlafen.

Diese Ängste, die dich als Zuschauer schon einige Zeit beschäftigten, wie viel stärker und bedrohlicher müssen sie wohl für die Hauptfigur, das Opfer, dieses Horrorstreifens gewesen sein?

Worauf ich hinaus will ist, ich kann Dir eine ziemlich genaue Antwort auf diese Frage geben. Der Zustand, in dem Du dich, kurz nach einem solchen Film befindest, ist mein ganz normales Leben. Nur das ich keine Horrorfilme gesehen habe, sondern sozusagen eine tragende Rolle darin spielen musste. Es gab keine Stopptaste, keine Pause, kein Vorspulen und erst Recht nicht die Möglichkeit zu sagen: „Nee, das wird mir jetzt zu heftig, ich schalte lieber um und schaue mir Cartoons an." Für mich gab es nur einen Weg und der hieß durchhalten, schauen das ich Überlebe und darauf hoffen, dass ich irgendwann endlich erlöst sein werde.

Wenn nun ein solcher Film, auf dich, als Zuschauer, schon solche Auswirkungen hat, dass Du das Licht anlässt und bei jedem Geräusch zusammenzuckst, dann ist sicherlich nicht verwunderlich, dass die Angst zu einem meiner treuesten Begleitern zählt, oder?

Ich musste mir schon so oft anhören, dass ich ein Weichei bin, ein Angsthase oder mich nicht so albern anstellen solle. Das ich „peinlich" sei. Und ja, für den normalen Zuschauer, der Teil meines Lebens wird, mag das durchaus so aussehen. Und natürlich reagiere ich auch in harmlosen Situationen nicht immer unbedingt angemessen, was aber daran liegt, dass ich mich permanent in dem Zustand befinde, als hätte ich gerade eben einen Horrorfilm angesehen, nur das meiner eben niemals endet und das ich mir nicht aussuchen kann, wann mal wieder ein schöner Zeitpunkt wäre, mich ein bisschen zu gruseln. Es gibt durchaus Momente, wo die Angst ein bisschen in den Hintergrund rückt, wo auch ich mich fast frei und „normal" in der Gesellschaft bewegen kann, aber eben nur fast, denn ein lautes Geräusch, eine unerwartete Bewegung oder eine unübersichtliche Situation, lassen meine Instinkte sofort wieder die Kontrolle übernehmen, es könnte ja schließlich sein, dass ich mich ganz plötzlich wieder in einem Horrorfilm befinde und da geht es schließlich nur noch um das nackte Überleben.

Anteilnahme

Ein wichtiger Grund, warum ich überhaupt beschlossen habe, dieses Buch zu schreiben, war die Tatsache, dass ich kürzlich festgestellt habe, wie viele Videos und Berichte es mittlerweile im Internet gibt, wo Opfer von Gewalttaten, ganz öffentlich über ihre Erlebnisse berichten. Das war gar nicht das, was mich so fesselte, viel mehr hat es mich sehr beschäftigt, wie die allgemeinen Kommentare und Reaktionen darauf waren. Jede einzelne Geschichte bekam sehr viel Trost, Anteilnahme, da wurde sich mit dem Opfer solidarisiert, der Täter verflucht und alle waren sich einig, wie furchtbar und verabscheuungswürdig die Tat war, wie schwer ein Weiterleben damit wohl sein müsste. Aber auch in einem anderen Punkt waren sich alle einig: „Du schaffst das schon."

Die Anteilnahme ging in sehr vielen Fällen genau so weit, wie es die unmittelbare Tat betraf, gut, meist war noch ungeheuer wichtig, dass der/die Täter eine gerechte Strafe erhalten hatten. Aber es kamen erschreckend wenige Fragen, wie es der / dem Überlebenden heute ging. Versteh mich jetzt bitte nicht falsch, mir geht es hier nicht um Mitleid oder Fishing for Compliments. Nein, mich beschäftigt einfach nur, warum Menschen zwar das Verbrechen an sich wahrnehmen und es sie berührt, gleichzeitig aber vollkommen irrelevant erscheint, wie es für das Opfer weiterging. Warum ist da so viel Interesse, wenn es um die grausamen Details geht, aber so wenig Interesse und vor Allem auch Anteilnahme, wenn es um das Leben danach geht? Da hat ein Mensch etwas überlebt, dass ihn vielleicht körperlich, vielleicht seelisch, vielleicht auch beides in Kombination, schwer verletzt hat. Die Art, wie es zu den Verletzungen kam, ist anscheinend sehr spannend, aber wie diese Verletzungen heilen und ob überhaupt, das ist dann schon nicht mehr ganz so interessant.

Aber wäre nicht genau da der Punkt, an dem Anteilnahme und Verständnis so ungeheuer wichtig wären? Natürlich ist es auch mir wichtig, ernst genommen zu werden, das Gefühl zu haben, andere Menschen sind genauso betroffen, wütend, entsetzt und traurig wie ich, weil mir etwas Schlimmes passiert ist. Es lässt einen zumindest im Nachhinein nicht mehr ganz so allein und verlassen fühlen, wie es zum Zeitpunkt des Geschehens war. Aber damit hört es nicht auf. Denn erst hinterher, wenn sich das Ausmaß und die Tragik zeigten, als ich damit konfrontiert war, welche bleibenden Schäden ich davon getragen habe, was Alles nicht mehr heilen konnte, da hätte ich diese Anteilnahme sehr viel dringender nötig gehabt.

„B" wie

Behinderung

Per Definition bedeutet Behinderung, das ein Mensch, aufgrund seiner körperlichen, geistigen oder emotionalen Verfassung beeinträchtigt ist und nicht oder nur teilweise am gesellschaftlichen Leben teilnehmen kann.

Also ja, ich bin behindert, per Definition. Das ist kein schönes Gefühl, aber die Realität. Und es ist ja auch tatsächlich ein Fakt, dass ich Beeinträchtigungen habe und schnell an Grenzen stoße, die andere Menschen nicht haben. Das ist gar nicht so sehr mein Problem. Es geht vielen anderen Menschen auch so. Was ist aber, wenn die Behinderung auf den ersten Blick nicht sichtbar ist, man aber dennoch immer mal wieder in die Verlegenheit kommt, Hilfe zu benötigen?

Stellen wir uns einmal vor, du bist auf einem Einkaufsbummel, in der Fußgängerzone. Du steht vor einem Schaufenster, plötzlich öffnet sich die Tür des Ladens und ein Rollstuhlfahrer versucht sich durch die Tür nach draußen zu schieben, ein abenteuerliches Unterfangen, wenn man bedenkt, dass die meisten Türen immer noch nicht automatisch öffnen und schließen. Was machst Du? Nun, wenn du halbwegs normal sozialisiert bist, wirst du wahrscheinlich dem Rollstuhlfahrer zu Hilfe kommen, oder zumindest Deine Hilfe anbieten, richtig? Was ist mit einem Blinden, der ein bisschen unschlüssig an der Ampel steht? Eine ältere Dame, die mit dem Rollator und ihren Einkaufstaschen kämpft? Höchstwahrscheinlich wirst du jetzt denken, es sei doch eine Selbstverständlichkeit, zumindest Hilfe anzubieten, richtig? Und es wäre auch in keiner Weiser befremdlich für dich, wenn eine der oben genannten Personen dich selbstständig nach Hilfe fragen würde, oder?

Nun ein völlig anderes Szenario, Du stehst wieder am Schaufenster, hinter dir schiebt sich die Menge durch die Fußgängerzone. Plötzlich stehe ich neben dir, die Augen vor Panik weit aufgerissen, zitternd, mir steht deutlich der Schweiß auf der Stirn, ich versuche krampfhaft Luft zu kriegen und drücke mich so nah ans Fenster heran, wie es nur möglich ist. Du hörst, dass mein Atem stoßweise kommt und dir fällt auf, dass mein Blick hin und her schnellt, als würde ich etwas suchen. Einen Ausweg vielleicht? Wenn du dir diese Szene vorstellst, hat sie eher etwas beklemmendes, etwas seltsames, etwas unbekanntes was ein kleines bisschen Angsteinflößend ist, oder? Und ich verstehe dich sogar. Da ich in diesem Augenblick die nackte Panik in voller Lebensgröße bin, wird dir dein Unterbewusstsein sicherlich signalisieren, dass Vorsicht geboten ist, weil solche Panik nur Gefahr bedeuten kann. Ist das nicht irgendwie ungerecht? Eine körperliche Behinderung lässt in dir den Helfer erwachen, meine nicht körperliche Behinderung, denn glaub mir, ich bin in einem solchen Moment sehr beeinträchtigt und eigentlich schon fast in einer hilflosen Lage, signalisiert dir jedoch etwas vollkommen anderes.

Versteh mich jetzt bitte nicht falsch, ich verstehe durchaus, was ein solches Verhalten im Gegenüber auslöst und dass es sehr schwer ist und jede Menge Überwindung kosten würde, mir in diesem Moment helfend zur Seite zu springen. Aber theoretisch, bräuchte ich in einer solchen Situation nicht weniger Hilfe, wie die Personen aus den anderen Szenarien, genau genommen, hätte ich sie sogar beinahe noch nötiger, denn höchstwahrscheinlich befinde ich mich in genau diesem Moment in einer, wenn auch nur für mich, lebensbedrohlichen Situation. Nur das ich Niemanden um Hilfe bitten kann, zum Einen, weil ich dazu gar nicht mehr in der Lage wäre, zum anderen, weil die Menschen wohl eher die Flucht ergreifen würden, als mir zu helfen. Also ja, ich bin „behindert", auch das macht das Überleben an manchen Tagen zu einer echten Herausforderung.

Und wenn es dich vielleicht interessiert, wie eine mögliche Hilfe aussehen könnte:

In der oben beschriebenen Situation befände ich mich wahrscheinlich entweder in einem akuten Flashback oder einer ausgewachsenen Panikattacke, wahlweise auch beides gemischt. (Näheres hierzu findest Du unter „Flashbacks") In so einem Fall hab ich keine Kontrolle mehr und es wäre hilfreich, wenn man mich in ein reizarmes, ruhiges und sicheres Eck bringen würde und mich ein bisschen abschirmt, bis ich mich beruhigt habe und wieder klar ansprechbar bin.

Aber Vorsicht, und das ist enorm wichtig! Solltest Du mal in eine solche Situation kommen, dann vermeide es bitte, die betroffene Person anzufassen, sprich sie mit ruhiger Stimme an, biete ihr Hilfe an, versuch sie aus der Situation hinaus zu lotsen, gib ihr Infos zum Hier und Jetzt. Zum Beispiel: Mein Name ist Mustermann, wir haben heute Montag, den 01. März im Jahr 2020, wir befinden uns in der Fußgängerzone von Musterhausen etc. Du magst dir dabei vielleicht dämlich vorkommen, aber der Person kann es helfen sich neu zu orientieren. Du kannst sie zum Beispiel auch fragen, ob es ihr helfen würde, wenn sie deine Hand nehmen darf und ihr diese hinstreckst, aber achte bitte darauf, dass sie gerade nicht Herr ihrer Sinne ist und ihre Realität nicht der deinen gleicht, weshalb sie auf eine unerwartete Berührung unter Umständen nicht angemessen reagieren kann.

„C" wie

Chamäleon

Ich für meinen Teil, finde, gerade die komplexe PTBS ist ein ganz schön gerissenes Chamäleon. Warum? Ganz einfach, sie zeigt sich immer wieder in anderer Gestalt. Natürlich gibt es Leitsymptome, die sich in der ein oder anderen Ausprägung bei jedem Erkrankten finden lassen, aber sie ist in ihrer Komplexität dennoch einzigartig und da der Mensch ein Individuum ist, kann sie in sehr unterschiedlichen Gewändern auftreten. Und noch etwas macht sie sehr wandlungsfähig und für mich unberechenbar. In vielen Therapien geht es erst Mal um Stabilisierung und dann macht man sich an die Arbeit um die Symptome zu behandeln. Das kann ein guter Ansatz sein. Leider ist es unter Umständen so, dass du zwar ein Symptom los wirst, dafür aber urplötzlich ein anderes auftaucht. Du tauscht also letztendlich ein Problem gegen ein anderes ein. Und ich kann dir versichern, nicht immer ist das ein gelungener Tausch, der sich lohnt. Ich bin natürlich keine Fachfrau und möchte mir kein psychologisches Fachwissen anmaßen. Aber aus meinem Empfinden heraus scheint es so, als ob eine reine Symptombehandlung nicht hilfreich ist. Als würde die Verletzung, die ursächlich für ein Symptom ist, sich dann einfach ein anderes Ventil suchen. Wenn ich also nicht die Ursache beheben kann und die Verletzung ausheile, komme ich nicht weiter. Es hat mich Jahre gekostet, um das Prinzip dahinter zu verstehen. Kaum hatte ich ein Problem gelöst, stand ich vor einem anderen, was mehr als frustrierend war. Deshalb habe ich die Assoziation mit einem Chamäleon im Kopf, die komplexe PTBS passt sich irgendwie an, und ja, ich weiß wie bescheuert sich das anhört. Aber wenn man davon ausgeht, dass da eine schwere Verletzung, eine Wunde zugrunde liegt, ist es am Ende doch gar nicht so überraschend.

Eine Fleischwunde zum Beispiel ist ja auch nicht plötzlich weg, nur weil man sie abklebt. Wenn sie nicht ordentlich gesäubert und versorgt wurde, dann wird sie eitern, sie wird bluten, sie wird sich ihren Weg suchen, im Notfall als Sepsis im Blutkreislauf. Warum sollte das bei einer seelischen Wunde anders sein?

Nachdem ich diesen Fakt für mich akzeptiert hatte, dass ich sozusagen mit einem Chamäleon unter einem Dach lebe, bin ich etwas vorsichtiger geworden, was Therapien und Behandlungen betrifft. Die komplexe PTBS ist nicht heilbar, das ist ein Fakt. Was bringt es mir also, an einer Verletzung rumzudoktern, die nicht heilen wird? Ich habe zu viele Symptome beseitigt, nur um dann mit neuen, teilweise unangenehmeren Symptomen da zu hocken. Ich lebe mein ganzes Leben schon mit dem Chamäleon. Es gibt nicht wenige Symptome, die mir inzwischen sehr vertraut sind und auf die ich mich eingestellt habe. Bei einigen wusste ich Jahrelang nicht mal, dass es Krankheitssymptome sind, ich hielt sie für vollkommen normal und habe mir keine Gedanken um sie gemacht. Die PTBS ist zu einem Teil von mir geworden, zugegeben, es ist eher die ungeliebte, bucklige Verwandtschaft, als meine beste Freundin, dennoch bin ich zumindest notdürftig auf ein Leben mit ihr eingestellt. Und da ich ein enormes Sicherheitsbedürfnis habe und mit Veränderungen nur schlecht umgehen kann, behalte ich lieber das Altgewohnte, als mich plötzlich mit unbekannten Fremden konfrontiert zu sehen. Was jetzt aber auf keinen Fall so verstanden werden soll, dass ich Hilfe oder Therapien generell ablehne! Ich habe viele Jahre an mir gearbeitet, aber irgendwann war einfach das Ende der Fahnenstange erreicht. Da war dann dieser Punkt an dem klar war: Okay, hier geht es nicht weiter. Das ist jetzt das, womit ich leben muss uns werde. Und unter diesem Aspekt erschien es mir nicht sinnvoll, weiter an Dingen rumzudoktern, nur weil sie auf die Allgemeinheit „krank" wirken, manche Mechanismen sind in meiner Welt relativ nützlich bzw. notwendig.

„D" wie

Depression

Reden wir nicht um den heißen Brei herum, ja, Depressionen gehören dazu. Ich beschreibe an anderer Stelle, in diesem Buch (Positives Denken), diesen Anteil in mir, den ich schlicht „Schwarz" nenne. Dort sitzt die Depression, sie kennt kein bunt, ihr ist schwarz bunt genug. In meinem Fall kann ich zwei verschiedene Formen bzw. Ausprägungen der Depression unterscheiden. Die eine, ist eine Art Erschöpfungsdepression. Wenn ich nicht gut auf mich und meine Ressourcen geachtet habe, wenn ich meine Grenzen nicht wahrgenommen habe, mich zu vielen Reizen ausgesetzt habe oder ähnlichem, dann kommt sie unweigerlich zum Vorschein und zwingt mich zur Pause. Da wache ich morgens auf und es ist schwarz, mein Körper wurde dann von einer unheimlichen Schwäche heimgesucht, meist in Verbindung mit wirklich hässlichen Schmerzen uns ich weiß, dieser Tag wird kacke. Und dieser Zustand wird sich nicht ändern, wenn ich nicht möglichst reizarm bleibe, nur das Nötigste tue und mir und meinem Körper die Ruhe gönne, die jetzt angesagt ist. Diese Erschöpfungsdepression ist meist schnell behoben und von kurzer Dauer.

Und dann gibt es noch die andere Schwärze, die immer mal wieder auftritt, wenn ich das Gefühl habe, mein Leben zieht an mir vorbei und ich bin nur ein Zuschauer im Glaskasten. Ich will so vieles erleben, so vieles Ausprobieren, so viel von Allem. Und dann erkenne ich meine Grenzen, habe einen Misserfolg, oder eine unangenehme Situation und das macht mich traurig, und auf traurig folgt schwarz. Immer und unausweichlich. Manchmal spüre ich noch rechtzeitig, wie sie sich anschleicht und wenn ich genug Kraft und positive Energie aufbringen kann, gelingt es mir, sie in die Flucht zu schlagen. Aber manchmal gelingt mir das eben auch nicht und dann bin ich dort gefangen. Dann stürzen die ganze Trauer, Hilflosigkeit, Machtlosigkeit, Wut, Einsamkeit, Schmerz und was da sonst noch so angestaut ist, über mir zusammen und es fühlt sich so an, als würde ich darunter begraben werden. Lebendig begraben vom Schwarz. In solchen Phasen, fällt jede noch so kleine Handlung unglaublich schwer. Es scheint doch sowieso alles sinnlos. Was ist das denn überhaupt für ein Leben? Ausgestoßen, beschädigt und ohne Chance auf Heilung? Immer nur am Spielfeldrand sitzen und zuschauen dürfen, was man selbst niemals erleben oder erreichen wird.

Wie du dir sicherlich denken kannst, ist das eine sehr unangenehme Zeit und dauert meist eine ganze Weile, bis ich mich aus dem schwarzen „Grab" herausgearbeitet habe. Es ist ein Kampf um Leben und Tod. Denn ich bin der festen Überzeugung, wenn Schwarz mich zu lange in seinen Fängen hätte, dann würde ich das nicht überleben. Mir kommt da immer das Bild von den Dementoren aus den Harry Potter Büchern in den Sinn. Diese skelettartigen, finsteren Monster, die dir mit einem einzigen Kuss jede Lebensenergie aussaugen, dich aller guten Gefühle berauben und dich leer, trostlos und kraftlos zurück lassen. Wenn du diesem Kuss nicht rechtzeitig entkommen und dich befreien kannst, bleibt Nichts mehr von dir übrig. In dem Moment, in dem ich dem Tod von der Schippe gesprungen bin, ist in mir so ein Dementor entstanden und es kostet mich alle Kraft und wirklich viel Energie, um mich seinem Kuss immer wieder zu entwinden. Ich habe zwar überlebt, aber ich trage seitdem auch die dunkle Seite in mir, sie hat mich gezeichnet und ich kann mich ihr manchmal nicht ganz entziehen, das ist meine Wahrheit.

Dankbarkeit

Ein Spruch, der mir immer mal wieder begegnet ist: "Du müsstest doch wirklich dankbar dafür sein, das du überlebt hast.

Ach, wirklich? Dankbar? Warum?

Weil ich zwar noch hier bin, aber meine Lebensqualität niemals die sein wird, die ich mir gewünscht habe? Dankbar dafür, dass ich zuschauen darf, wie andere Menschen meine Träume leben, weil ich zu kaputt dafür bin? Dankbar dafür, dass ich mich mit Symptomen rumschlagen darf, die ich weder erklären noch wirklich beeinflussen kann? Dankbar, dass ich jeden Morgen beim Aufwachen in einen erneuten Kampf gegen mich selbst, das was von mir übrig blieb und die Reaktionen der Gesellschaft ziehen darf? Dankbar, da ich ja jetzt weiß, dass ich den Rest meines Lebens in diesem Zustand verbringen werde, weil es für eine Heilung zu spät ist? Dankbar, weil ich nie Sicherheit spüren werde und die Zukunftsängste mir häufig die Luft zum Atmen abschnüren? Dankbar dafür, dass die Gesellschaft mir jeden Tag aufs Neue spiegelt, dass ich Niemals ein Teil von ihr sein werde, weil ich beschädigt bin und nicht funktioniere, wie sie es von mir erwartet? Dankbar dafür, dass ich immer wieder daran erinnert werde, dass ich zwar überlebt habe, aber dies nicht unbeschadet und das der Preis, den ich dafür zu zahlen habe, verdammt hoch ist?

So könnte eine mögliche Antwort darauf aussehen und ich verspreche dir, es gibt Tage, an denen ich auch genau das denke und fühle.

Die Wahrheit ist aber dennoch: Ja, ich bin dankbar!!!

Ich bin meinem Körper unglaublich dankbar, dass er in entscheidenden Momenten so unerschütterlich für unser Überleben kämpft und das schier unmögliche möglich macht. Ich bin meiner Seele unglaublich dankbar, die trotz aller Verletzungen, immer wieder einen Teil von sich gut versteckt, der so heil bleibt und überlebt. Ich bin meinem Geist unglaublich dankbar, der mit seinem scharfen Verstand und seiner Fantasie immer wieder nach kreativen Lösungen und Hilfen sucht. Ich bin dankbar, dass ich für mich überleben darf, auch wenn ich für die Gesellschaft gestorben bin.

Weil ich trotz Allem noch hier bin und das Lachen nicht verlerne. Dankbar dafür, dass ich noch immer viele Träume und Wünsche habe, die mir jeden Tag aufs Neue zeigen, dass dieser Kampf sich lohnt. Dankbar, dass ich so viele Ideen in meinem Kopf habe, das ich manchmal gar nicht weiß, wohin mit ihnen. Dankbar, dass ich jeden Abend ins Bett gehe und weiß, ich habe einen weiteren Tag mit weiteren Siegen errungen. Dankbar, weil ich darauf vertraue, dass Alles so sein wird, wie es für mich richtig ist. Dankbar, weil ich lieben kann, weil ich noch Schönheit um mich herum erkenne, weil ich glaube, dass ich nicht umsonst überlebe und am Ende meines Lebens die guten und die schlechten Dinge ausgeglichen sein werden.

Wie du siehst, ich bin tatsächlich dankbar, allerdings für andere Dinge, als allgemein wohl angenommen wird. Und wäre ich ein gesunder, glücklicher, wohlbehüteter Mensch, würde ich vielleicht ähnlich darüber denken, wie andere Menschen. Aber, ich bin in erster Linie nicht dankbar dafür, überlebt zu haben, sondern die Kraft aufzubringen, jeden Tag aufs Neue zu überleben. Das ist nämlich zu meiner Realität geworden. Es gibt diese Dankbarkeit, weil man überlebt hat, nicht als Momentaufnahme. Ich glaube, was vielen Menschen, und vielleicht sogar auch dir nicht klar ist: Das Überleben hört nicht auf, wenn die Gefahrensituation vorüber ist. Das Überleben fängt da eigentlich erst an. Es ist ein täglicher Kampf und ich bin für jeden Tag dankbar, an dem ich die Kraft dafür aufbringe und trotz Allem noch positive und schöne Dinge um mich herum erkennen oder fühlen kann.

Dissoziationen

Zu beschreiben, was sich hinter diesem Symptom verbirgt, fällt mir überraschenderweise ziemlich schwer. Weil es ein Zustand ist, den ich nur teilweise bewusst wahrnehme und nicht steuern kann. Natürlich kenne ich die Definition der Fachleute, aber es soll ja ein persönliches Buch werden, also werde ich versuchen in Worte zu fassen, was ich selbst kaum greifen kann. Ich kenne den Begriff Dissoziation noch nicht sehr lange, ich habe diesen Zustand immer „Raustreten" genannt.

In einer Gefahrensituation oder im Falle einer Gewalterfahrung, habe ich irgendwann die Fähigkeit entwickelt, aus meinem Körper heraus zu treten. Zumindest fühlt es sich für mich so an. Es ist so, als ob mein Bewusstsein meinen Körper verlässt und sich an einem sicheren Ort versteckt. Das mag sich für dich jetzt vielleicht sehr esoterisch anhören, aber ich rede nicht von Astralreisen oder ähnlichem. Vielmehr ist es so, dass sich die Seele einen Schutzraum geschaffen hat, eine Art Vakuum, wo ihr Nichts geschehen kann und sie von Gefahren, Schmerzen und Anderem nicht so viel mitbekommt, nur eine stille Beobachterin ist. Vielleicht trifft „Raustreten" es auch nicht ganz, eher ein Ausknipsen von allen Reizen, vorrangig natürlich der negativen Reize, aber das lässt sich nicht filtern, daher ist es ein komplettes Herunterfahren von Allem. Das ist ein alter Schutzmechanismus, der lebensnotwendig war, aber ich empfinde ihn gleichzeitig auch als Bedrohung. Warum?

Weil ich in solchen Moment weder ansprechbar, noch handlungsfähig bin. Es ist, also ob mein Körper als leere Hülle zurück bleibt. Was für Situationen, in denen du wehrlos bist, hilfreich sein kann, in anderen jedoch, wo du dringend handeln müsstest, ist dies nicht mehr möglich. Du kannst es dir so vorstellen, als würdest du in dem Moment in einem Kinosessel sitzen und auf der Leinwand vor Dir kannst du das Geschehen beobachten, aber eben nur das. Ein Eingreifen ist nicht möglich. Dafür musst du aber, abgesehen von den stummen Bildern, nicht spüren und ertragen, was da passiert. In meinem Fall ging es sogar soweit weit, dass ich hinterher in meinen Körper zurücktreten konnte, aber die Erinnerungen, an das, was ich von meinem Schutzraum aus gesehen hatte, in eben diesem zurück lies. Auch ein notwendiger Schutzmechanismus, aber dennoch sehr verstörend, wenn du plötzlich in einem schwer verletzen Körper wieder „aufwachst".

Natürlich lassen sich die Erinnerungen nicht ganz auslöschen, sie sind aber irgendwie im Hintergrund, als liefe dort der Film weiter, ein stummes Zeugnis, dessen, was passiert war, aber nicht greifbar und schon gar nicht in Worte zu fassen. Somit bleibt es ungreifbar und ich glaube, nur so ist ein Überleben für mich möglich gewesen. Zu wissen und doch nicht zu wissen, ganz schön kompliziert, oder? Aber diese Amnesien sind überlebensnotwendig. Denn wie könnte ein halbwegs normaler „Alltag", der ja trotzdem auch zu diesen Zeiten irgendwie bestritten werden musste, funktionieren, wenn man diese Themen, Bilder, Emotionen und Schmerzen permanent vor Augen hätte?

Mit den Jahren ist es mir gelungen, meine Dissoziationen zumindest teilweise zu steuern. Ich spüre heute, wenn ich drohe „rauszutreten" und wenn ich denke, dass ich handlungsfähig bleiben muss, kann ich inzwischen gezielt gegensteuern und mich zum Bleiben zwingen. Dies gelingt natürlich nicht immer, es gab auch schon Situationen, wo ich so unter Druck stand und so verzweifelt oder hilflos war, dass ich zwar noch spürte, dass ich gleich ausgeknipst werde, aber dies nicht mehr verhindern konnte. Dafür gab es aber auch andere Situationen, die wirklich lebensbedrohlich waren, wo ich bemerkenswert kalkuliert reagieren konnte und handlungsfähig blieb, bis die Gefahr vorüber war. Da ist das Raustreten dann als Reaktion der Überforderung verzögert, erst im Nachhinein eingetreten, ließ mir aber die Möglichkeit, mich erst in Sicherheit zu bringen. Ganz werde ich diesen Mechanismus wohl nie beherrschen können. Er läuft zu einem sehr großen Teil automatisiert ab, aber ich bin dankbar dafür, dass ich zumindest ein Stück weit eingreifen kann, was schon wirklich eine große Erleichterung darstellt.

„E" wie

Emotionen

Häufig wird bei der PTBS, gerade bei der Komplexen, ein abflachen der Emotionen, als Symptom aufgeführt. Dies ist bei mir nicht der Fall, eher im Gegenteil. Ich bin ein durch und durch emotionaler Mensch. Ich bin extrem sensibel und bei mir regiert der Bauch, nicht der Kopf, obwohl dies manchmal vernünftiger wäre. Im Gegensatz zu vielen anderen Betroffenen, spüre ich eher zu viel als zu wenig. Was für mich manchmal eine echte Herausforderung darstellt. Ich habe in meinen zahlreichen Therapien viel aufgearbeitet und viele Mechanismen und Blockaden auflösen können. Leider denke ich, da hat es einer der Therapeuten zu gut gemeint. Denn auch wenn sich das vielleicht befremdlich für dich anhören mag, aber ich fühle mich dadurch häufig sehr nackt und schutzlos.

Wenn du die Möglichkeit hast, Emotionen zu blockieren, dann ist es manchmal einfacher, besonnen zu reagieren, sich weniger Gedanken zu machen oder Schmerz, egal welcher Art, mal für eine Weile still zu legen. Vielleicht hast du auch das ein oder andere Erlebnis, über das du nicht so gerne nachdenkst, dass lässt sich dann wunderbar in die hinterste Ecke verdrängen und ist erst Mal von der Bildfläche verschwunden. In meinem Fall wurde dieser Schutzmechanismus abtrainiert, von einem übereifrigen Therapeuten. Und ich war zu unerfahren, um zu begreifen, was das für mich bedeuten wird.

Versteh mich bitte nicht falsch, ich bin sehr dankbar dafür, dass ich einige „nicht gesunde" Mechanismen beheben konnte. Wenn du zum Beispiel einen grippalen Infekt hast, bist du auch dankbar, wenn langsam die Halsschmerzen verschwinden, das macht Hoffnung, dass der Schnupfen, die Gliederschmerzen, der Husten etc. auch irgendwann der Vergangenheit angehören werden. Was aber, wenn du so gründlich „geheilt" wirst, dass dein Körper überhaupt nicht mehr in der Lage ist, Krankheitssymptome zu entwickeln? Du kannst einfach keinen Schnupfen mehr bekommen, hört sich im ersten Moment verführerisch an, oder? Aber was ist mit den Krankheitserregern, die somit nicht mehr ausgeschwemmt werden können? Nur weil dein Körper die Symptome nicht mehr entwickeln kann, heißt das ja nicht gleichzeitig, dass er gegen Keime, Viren, und Bakterien immun ist. Er reagiert nur ganz einfach nicht mehr auf sie. Kein schöner Gedanke, wenn man sich dann erlaubt darüber nachzudenken, was diese fiesen Gesellen in deinem

Körper anstellen, der sich dagegen einfach nicht mehr wehrt, oder?

So ungefähr fühlt es sich für mich an. Wir haben ja schon darüber gesprochen, dass die chronische, komplexe PTBS an sich nicht heilbar ist. Warum das so ist, dass erkläre ich unter dem Kapitel Gehirn näher. Wenn wir uns also darüber einig sind, dass eine Heilung ausgeschlossen ist, dann scheint es doch geradezu absurd, daran zu arbeiten, dass sämtliche Schutz- und lebensnotwendigen Mechanismen abgebaut werden, nur weil sie als nicht gesund gelten. Leider war mein übereifriger Therapeut da etwas anderer Meinung. Für mich ist es nun so, dass ich zwar krank bin, aber mich nur unzureichend schützen kann, weil mir das Werkzeug, was ich dazu dringend benötige, abhandengekommen ist.

Noch dazu bin ich ein sehr emotional veranlagter Mensch, ich spüre und fühle häufig mehr, als das ich denke. Das ist eine unschöne Kombi und kostet mich zusätzlich viel Kraft und Energie. Andererseits bin ich aber auch dankbar dafür, dass ich fühlen kann und meine Emotionen nicht taub oder abgeflacht sind, weil es mir erlaubt, eben auch sehr viele schöne und positive Gefühle ungefiltert in mich aufzusaugen, woraus ich dann wieder Kraft und Energie generieren kann. So ist meine Emotionalität wohl Fluch und Segen zu gleich. Sie erhält mich am Leben und macht mir das Leben gleichzeitig schwer.

„F" wie

Flashbacks

Wie erklärt man am besten einen Flashback? Eine sehr spannende Frage. Ich würde sagen, die direkte Übersetzung, nämlich ein Rückerinnern, beschreibt es nur unzureichend.

Wenn du an deine Kindheit zurück denkst. Zum Beispiel an einen Sturz, bei dem du dir böse das Knie aufgeschlagen hast, und ich bitte dich, mir davon zu erzählen, dann wirst du mir vermutlich berichten, dass du dich noch ganz genau daran erinnerst, wie erschrocken du warst. Dass es höllisch wehgetan hat, dass du geheult hast, wie ein Schlosshund. Dann bist du humpelnd nach Hause getrottet, hast deiner Mutter oder deinem Vater oder wem auch immer dein Leid geklagt, das Bein wurde begutachtet, du hast ein Pflaster drauf bekommen und vielleicht was Süßes zum Trost. Du kannst dich an all das erinnern, aber es löst in dir keine großartigen Emotionen aus, im hier und jetzt.

Wenn ich dir dasselbe Erlebnis schildern müsste, als Flashback, dann würde dies wie folgt aussehen. Ich würde beginnen dir von meinem Sturz zu erzählen, an den ich mich nicht aus der Vergangenheit erinnere, weil er gerade eben in diesem Moment geschieht. Ich sitze erschrocken, heulend mit blutendem Knie auf dem Boden. Mein Bein tut furchtbar weh, ich heule wie ein Schlosshund und versuche mich mühsam hoch zu rappeln. Vorsichtig setze ich einen Fuß vor den anderen. Das tut verdammt weh und ich bin so verzweifelt, weil der Heimweg so unglaublich weit erscheint und ich mich nur nach Trost sehne und möchte, dass diese Wunde schnellstmöglich ein Trostpflaster bekommt.

Du erkennst vielleicht schon den Unterschied. Du erzählst aus deiner Erinnerung heraus von diesem Ereignis. Wenn ich in einem Flashback bin, dann ist das keine ferne Kindheitserinnerung, es passiert genau jetzt, ich bin wieder dieses Kind, ich spüre körperlich den Schmerz und ich weiß, wenn ich hinunter auf mein Knie schaue, ist es aufgeschlagen und blutet. In einem Flashback werde ich in genau diese Situation zurück katapultiert, ich befinde mich dort, meine Realität ist nicht mehr die deine.

Dieser Zustand geht weit über eine normale Erinnerung hinaus, es ist ein Wiedererleben des Ganzen, für mich in meinem Flashback vollkommen real und ich habe keine Möglichkeit dies zu beeinflussen.

Bei einer relativ harmlosen Situation, wie diesem kleinen Sturz, mag das jetzt keine große Sache sein. Aber stell dir nur einen ganz kurzen Augenblick lang vor, Du wurdest Opfer eines Gewaltverbrechens, oder eines Unfalls, einer Katastrophe jeglicher Art. Eine Begebenheit, die du zwar überlebt hast, aber dennoch schwer verletzt wurdest. Und jetzt stell dir vor, du kannst daraus keine normale Erinnerung generieren, die als Bild abgerufen werden kann und somit emotionsarm bleibt. Stell dir vor, Du gerätst in einen Flashback. Das ist die Hölle, in der sich die meisten Menschen, die mit einer PTBS leben, herumschlagen müssen.

Ich konnte keine normalen Erinnerungen generieren, weil die Erlebnisse nicht normal abgespeichert werden konnten. Ich kann also auch nicht ganz normal auf eine Erinnerung zugreifen, und sie bewusst hervor kramen. Diese Erinnerungen wurden einfach irgendwo in meinem Gehirn abgespeichert, häufig in einzelnen Sequenzen. Was heißt, sie lassen sich nicht auf Abruf hervor holen, sie zeigen sich einfach so, wenn sie gerade mal auftauchen, oder wenn sie durch irgendwas angetriggert werden und ich bin dem machtlos ausgeliefert und erlebe den Horror immer und immer wieder. Das liefert dir vielleicht auch die Erklärung, warum ich dir ans Herz gelegt habe, eine Person in einer solchen Situation nicht einfach anzufassen und ihr als Orientierungshilfen Name, Ort, aktuelles Datum etc. aufzuzählen.

Wenn du in einem solchen Zustand gefangen bist, gibt es nur diese eine Realität. Du weißt nicht, dass es eine alte Erinnerung ist. Du weißt nicht, dass du bereits überlebt hast und eigentlich in Sicherheit bist. Du kämpfst in diesem Moment ums nackte Überleben, was auf Außenstehende natürlich vollkommen bekloppt wirkt. Aber auch diese Außenstehenden gibt es im Flashback nicht. Es dauert seine Zeit, bis man sich wieder in die Realität zurückgearbeitet hat und sich wieder orientiert. Da können solche profanen Dinge wie das aktuelle Datum hilfreich sein.

Ich für meinen Teil, werde inzwischen glücklicherweise nur noch sehr selten von solchen kompletten Flashbacks heimgesucht. Ich konnte inzwischen viele Erlebnisse als halbwegs brauchbare Erinnerungen ablegen, die auf Kommando abrufbar sind. Mein Körper allerdings, der konnte das nicht und wird es wohl voraussichtlich auch nicht können. Was das heißt, erfährst du unter dem Kapitel Körpererinnerungen.

Funktionieren

Leben heißt für mich, nicht auf der Stelle stehen zu bleiben sondern in Bewegung zu sein. Stillstand ist ein sehr unschöner Zustand, den ich nur schwer aushalten kann und mag.

Doch, manchmal sind es nur sehr kleine Schritte, die möglich sind. Sie sind gar nicht so einfach wahrzunehmen und so gibt es Tage, an denen ich sehr unleidlich bin, weil ich das Gefühl habe nicht vorwärts zu kommen. Dass mir Geduld nicht mit in die Wiege gelegt wurde, macht die Situation nicht einfacher.

Für mich war es immer der größte Wunsch überhaupt, endlich zu "funktionieren", wie Alle anderen auch. Mir keine Gedanken darüber zu machen, was ich esse, was ich unternehmen möchte und wie viel ich mir zumuten kann. Einfach mal ins Auto setzen und ins Blaue fahren, das wäre so klasse. Alle anderen können das, warum ich nicht? Wieso futtern andere ihre Teller in wenigen Minuten leer, während bei mir nur wenige Krümelchen verschwunden sind? Warum können andere einem Job nachgehen, danach noch zum Sport flitzen und sich hinterher mit ihren Freunden treffen, ohne auch nur mit der Wimper zu zucken? Wieso können sie in den Urlaub fahren, Feste besuchen, Konzerte anschauen und dann noch in der Disko die ganze Nacht durchfeiern?

Einzusehen, dass ich einfach anders funktioniere, dass ich in anderen Dimensionen denken muss, um mich gut fühlen zu können, ist ein schmerzhafter und langwieriger Prozess, der mich noch immer hin und wieder in Atem hält. Ich versuche mir bewusst zu machen, dass ich ICH bin und deshalb auch gar keine Notwendigkeit besteht, so zu sein wie andere. Wenn ich mir dauerhaft meine Ziele zu hoch stecke, ist es kein Wunder, wenn mich irgendwann die Motivation verlässt. Ich habe eben ein paar andere Startbedingungen mitbekommen, die ein bisschen Kreativität erfordern.

Natürlich heißt das aber im Umkehrschluss auch, dass ich mich allein fühle, denn ich kann nicht Schritt halten. Es heißt auch Verzicht, weil ich täglich vor Augen habe, wie es sein sollte, und doch immer wieder an mir selbst und meiner Konstitution scheitere. Es heißt, zuzuschauen, wie andere Menschen, scheinbar mühelos ihr Leben leben, während ich schon an kleinen Hürden unmenschliche Kraft aufbringen muss. Wenn du nicht funktionierst, bist du sehr schnell ausgeschlossen, was kein wirklich schönes Gefühl ist. Inzwischen sehe ich aber meine Vorteile in der Situation. Seit ich nicht mehr den ständigen Zwang und Druck habe, irgendwie funktionieren zu müssen, habe ich mehr

Freiheiten und mehr Energie. Denn, eine Fassade aufrecht zu erhalten, ist Kräftezerrend und macht am Ende noch unglücklicher, als das Allein sein. Warum? Weil das Scheitern von vorneherein klar ist.

Ein Bild dazu. Stell dir vor, du hast keine Beine, und willst aber unbedingt Marathon laufen, weil Alle anderen schließlich auch Marathon laufen. Da du keine Beine hast, beschließt du eben auf den Händen zu laufen, in der Hoffnung, dass Niemandem auffallen wird, dass bei dir irgendwas anders ist. Du beginnst also zu trainieren, schließt dich Trainingsgruppen an. Du bemerkst schnell, dass du langsamer bist als der Rest der Gruppe und spürst die Blicke anderer Teilnehmer, die dir Unbehagen bereiten.

Also trainierst du härter, jede freie Minute verbringst du auf deinen Händen, versuchst die Muskulatur zu stärken, dein Tempo zu erhöhen. Irgendwann steht der große Tag bevor, du fühlst dich gut, du fühlst dich stark, die Angst, dass Jemand dein Anderssein bemerkt, schiebst du in den Hintergrund. Dann kommt der Startschuss, du läufst los. Es dauert nicht lang, bis auch der letzte Läufer dich überholt hat, mit einem abschätzigen Blick, ist er schon vor Minuten an dir vorbei gezogen. Du bekommst mit, wie die Zuschauer teils mitleidig, teils mit Belustigung, den Kopf schütteln, als du an

ihnen vorbei kommst und fragst dich zum wieder-
holten Male, was sie eigentlich wollen.

Du läufst doch den Marathon, wie jeder hier, was
gibt es also zu glotzen? Du selbst hast inzwischen
total verdrängt, dass dein Kopf sich am falschen
Ende des Laufs, nämlich unten befindet, weil du
nun mal auf den Händen rennst. Dann kommst du
irgendwann, lange nach den anderen Läufern im
Ziel an. Du erwartest nun, dass ihr gemeinsam den
Erfolg feiert, dass man dir ebenso auf die Schultern
klopft, wie es üblich ist. Doch schnell realisierst du,
dass keiner mehr im Ziel ist.

Alle sind bereits nach Hause gegangen, du warst
einfach zu langsam. Du schleichst nach Hause, der
Stolz, den du kurz zuvor noch gespürt hast, weil du
den Lauf beendet hast, ist verschwunden. Ein paar
verstreute Zuschauer begegnen dir vielleicht noch,
sie beachten dich nicht weiter, oder bedenken dich
mit einem Blick, der dir sehr deutlich macht, was sie
von dir denken.

So ungefähr fühlt es sich für mich an, wenn ich
versuche, Dinge zu tun oder im Alltag zu funktionieren, wie es als Normal betrachtet wird. Ich würde mir natürlich wünschen, dass man mir Respekt
zollt, dass ich die Aufgabe, trotz erschwerter Bedingungen gemeistert habe. Wahlweise wäre es für
mich auch ok, wenn die Menschen einfach so tun,
als hätten sie meinen seltsamen „Händelauf" ein-

fach gar nicht bemerkt und ich würde so aufgenommen werden, wie die anderen Läufer. Aber diese Demütigung, weil du wirklich dein Bestes versucht hast, und dennoch nur abschätzige Blicke erntest und dir klar gemacht wird, dass du hier Nichts zu suchen hast, wenn du keine gesunden Beine zum Mitlaufen hast, das sind Dinge, die sind wirklich schwer zu ertragen. Da ist es dann tatsächlich einfacher, es gar nicht mehr zu probieren und das Funktionieren wollen aufzugeben. Ich bin allein, ja, aber ich verschwende keine Zeit mehr mit sinnlosem Training.

„G" wie

Gehirn

Das bisher am wenigsten erforschte Organ, und doch wohl eines der komplexesten Dinge, die es gibt. Das Gehirn ist ein wirkliches Wunder. Auch mein Gehirn ist ein Wunder, wenngleich es nicht so strukturiert ist, wie es der Norm entspricht. Was für mich schon eine enorme Leistung darstellt, da es tatsächlich anpassungsfähig zu sein scheint. Glücklich bin ich damit allerdings nicht sonderlich, denn bei mir scheint eben dieses große Wunder, mein wunder Punkt zu sein.

Wenn ein Gehirn, in der Entwicklungsphase, bestimmten Einflüssen ausgesetzt ist, die nicht der Norm entsprechen, dann kann es leider vorkommen, dass eben jenes Gehirn, die Ausnahmesituation als Norm ansieht und sich entsprechend der Gegebenheiten entwickelt. Wenn nun also große Gefahren zu verarbeiten waren, in dieser prägenden Phase, dann werden Bereiche, die sonst vergleichsweise klein geblieben wäre, größer geraten, als sie sollten. Das hat allerdings zur Folge, dass andere Bereiche etwas minimalistischer gehalten werden, da sie als nicht so notwendig erachtet wurden. Manche Verbindungen zwischen den einzelnen Arealen werden gar nicht erst geknüpft, dafür können Abkürzungen entstehen, die da gar nicht hingehören.

Das ist jetzt natürlich sehr Laienhaft ausgedrückt und jeder Mediziner würde an dieser Stelle nur mitleidig den Kopf schütteln, aber ich bin kein Mediziner und ich musste ja schließlich verstehen, was bei mir schief läuft, also habe ich es für mich verständlich rekonstruiert.

Wir kommen nun also an den Punkt, der erklärt, warum meine komplexe PTBS nicht vollständig heilbar ist. Ein Gehirn, dass nicht die Möglichkeit hatte, sich so zu entwickeln, wie es für einen gesunden Menschen notwendig ist, kann selbstverständlich auch nicht gesund reagieren. Oder nennen wir es lieber normal, denn theoretisch ist mein Gehirn ja nicht krank. Es hat die unglaubliche Leistung vollbracht, sich so zu strukturieren, dass es mir die bestmöglichen Voraussetzungen zum Überleben sicherte.

Das war zwar in der damaligen Zeit durchaus hilfreich, doch führt es heute dazu, dass es im normalen Alltag, der nun mal nicht von Extremsituationen bestimmt wird, ziemlich unnütz, stellenweise eher kontraproduktiv ist. Es wäre ein bisschen überzogen, zu sagen, es ist unbrauchbar geworden, eher etwas überdimensioniert für den normalen Gebrauch. Lass es mich mal so formulieren, wäre ich eine Antilope, in der afrikanischen Steppe, dann hätte ich die besten Chancen, den Löwen zu entkommen. Aber als Mensch in der Zivilisation sind meine Fähigkeiten nicht sehr hilfreich.

Mein ganzes Gehirn, und damit auch mein zentrales Nervensystem, inklusive Hormonsystem und Allem was da so dran hängt, ist ein bisschen zu gut ausgebildet, um nicht zu sagen hyperaktiv. Mein ganzes System ist nur auf Gefahren und Überleben von Extremsituationen ausgelegt. Das wäre ja gar nicht das Problem, wenn es wenigstens zwischen realer Gefahr und normalem Alltag unterscheiden könnte. Kann es aber nicht. Mein Gehirn, und damit mein gesamter Körper, befinden sich immer im Flucht- /Gefahrenmodus. Ich bin aufs Überleben programmiert, auch wenn es grad gar Nichts zu überleben gibt. So kommt es eben dazu, dass mein Körper ständig unter Strom steht, ich stehe praktisch immer unter Stress. Dass dies ziemlich unangenehm und anstrengend ist, brauche ich wohl nicht extra erwähnen.

Wenn du dich ein bisschen mit dem menschlichen Körper auskennst, wirst du vielleicht eine Ahnung davon haben, was es für Auswirkungen auf das gesamte System hat, wenn du einfach nicht runter kommst, ständig unter Stress stehst und was ein dauerhaft zu hoher Adrenalinspiegel für Folgen haben kann.

Und als wäre das nicht schon genug, ist eben auch die Reizweiterleitung eine andere, als gewöhnlich. Denn in einer Gefahrensituation hast Du nur Sekundenbruchteile zum Reagieren. Da ist es notwendig, dass Informationen direkt und ungefiltert dort landen, wo sie Reaktionen hervorrufen. Mein Gehirn kann also Informationen meist nicht richtig filtern, sie nehmen eine Abkürzung, und treffen unsortiert und vor Allem ungehindert direkt dort ein, wo sie eine instinktive Reaktion hervorrufen sollen. Das logische Denke, das Bewerten einer Situation und ähnliches, wird damit einfach umgangen. Wieder ein Mechanismus, der sehr hilfreich ist, wenn du in Lebensgefahr bist, aber extrem nervenaufreibend im normalen Alltagsgeschehen.

Es gibt sicherlich noch unzählige weitere Dinge, die durch die „Andersartigkeit" hervorgerufen werden. Aber das würde hier den Rahmen sprengen und ich habe mich ehrlich gesagt auch nicht weiter damit befassen wollen. Für mich war nur wichtig, zu verstehen, warum ich so viel und so hart an mir arbeiten, trainieren und üben kann, wie ich will, und dennoch nie ein normales, gesundes Leben führen kann. Die Antwort liegt in meinem Gehirn. Es ist aufgebaut wie es ist. Und auch wenn man mit viel Training so manches ausgleichen kann, einige Dinge lassen sich nicht wegtherapieren, sie sind eben da und müssen so angenommen werden, wie sie sind. Nicht schön für mich, aber zumindest eine Erklärung, mit der ich von der Schmach des persönlichen Versagens befreit wurde.

Gefahren

Gefahren sind an sich ja sehr bedrohliche Situationen, die schlimmstenfalls das Leben kosten können. Daher ist es ein sehr wichtiger Mechanismus, Gefahren sofort zu erkennen und diese auszuschalten oder ihnen aus dem Weg zu gehen. Blöd ist es eben nur, wenn Du Gefahren nicht differenzieren kannst, weil Dein Gehirn eben funktioniert, wie im letzten Kapitel beschrieben. Ich habe mich wirklich jahrelang als übervorsichtigen Angsthasen mit null Mumm in den Knochen gesehen. Wie kann man sich nur wegen jedem kleinen Pups so anstellen? Kannst du dir vorstellen, wie klein und mistig man sich fühlt, wenn man selbst so von sich denken muss? Und wie unangenehm Dir das vor deinen Mitmenschen ist, die Situationen völlig gelassen meistern, während du heulend und zitternd und am Rande eines Nervenzusammenbruchs stehst, in der festen Überzeugung, dein letztes Stündchen hat geschlagen?

Ich kann mir gut vorstellen, wie albern, lächerlich und manchmal sogar jämmerlich ich auf andere Menschen wirke und gewirkt habe. Aber es ist leider ein Fakt, dass ich Gefahrensituation nicht unterscheiden und nicht abschätzen kann. Wenn mir etwas Angst macht, oder mein Körper, oder mein Unterbewusstsein etwas als Gefahrensituation einstufen, dann geht der direkte Impuls an die Stelle in meinem Gehirn, die in sekundenbruchteilen eine Reaktion auslösen muss. Die Informationen gehen direkt an meinem logischen Denken vorbei und ich habe keine Chance, die Situation aufgrund rationaler Gründe oder Begebenheiten einzuschätzen.

Für mich, mein Gehirn, meinen Körper und mein Unterbewusstsein ist somit eine reale, lebensbedrohliche Situation vorhanden, auch wenn du dich darüber vielleicht todlachen würdest. Das ließ mich irgendwann zwangsweise sehr vorsichtig werden, denn natürlich habe ich an den Reaktionen meiner Mitmenschen gemerkt, dass da was falsch lief und ich mich komplett zum Idioten gemacht habe. Ich habe das Vertrauen in mich selbst verloren, denn offensichtlich litt ich immer wieder unter diesen seltsamen Fehleinschätzungen, die ich aber nicht verstand. Dies hatte zur Folge, dass ich potentiell unangenehmen Situationen lieber gleich aus dem Weg ging. Denn wenn ich das Ganze schon nicht verstand, wie hätte mein Umfeld da irgendwie verständnisvoller reagieren sollen, statt mich auszulachen?

Auch hier liegt inzwischen ein langer Weg hinter mir und ich habe ein gewisses Gespür dafür bekommen, wann eine Gefahr vorliegt und wann ich mich anstelle. Allerdings liegt das weniger an einem wirklichen Lernprozess oder das ich die Situation jetzt nicht mehr als gefährlich wahrnehme. Mein Gehirn funktioniert immer noch wie vorher. Es ist eher eine Kopie dessen, was ich mir bei meinen Mitmenschen abgeschaut habe. Ich versuche letztendlich ihre Einstellung und ihr Verhalten in einer Situation zu kopieren, auch wenn ich dazu im Inneren die rote Alarmlampe ignorieren muss. Funktionieren tut dies natürlich nur, wenn ich vorbereitet in eine solche Situation komme und vorher darüber nachdenken konnte. Trifft es mich unvorbereitet, habe ich diese Möglichkeit nicht und reagiere nach wie vor instinktiv und schäme mich danach meist in Grund und Boden.

Gesellschaft

Kein Mensch ist wirklich gerne allein, Jeder wünscht sich doch irgendwo dazu zu gehören, oder? Aber was ist, wenn man einfach nirgends so richtig dazu passt? Richtig, man versucht es ein bisschen passender zu machen. Gar nicht so einfach, kann ich dir sagen und auch ein Punkt, den ich, dank meiner momentanen, selbstgewählten Isolation, nicht mehr bedienen muss, dazu später mehr.

Ich habe ewig versucht, irgendwo mein Plätzchen im Leben zu finden. Manchmal habe ich mich schon selbst wie ein Chamäleon gefühlt, nur statt meine Farbe zu wechseln, habe ich versucht meine Interessen und Eigenschaften so zu verändern, dass sie zum Umfeld passten.

Wie viel Zeit und Energie habe ich darauf verschwendet, meine Krankheit zu verstecken, so zu tun, als sei ich normal und eine gestandene, selbstbewusste, eloquente Frau von Welt, gebildet, selbstbewusst und stark wie ein Fels in der Brandung. Nur, damit ich endlich dazu gehörte, nur um nicht mehr allein oder anders zu sein. Nur um diese verdammten Blicke, die eine Mischung aus Abschätzung, Mitleid und Belustigung waren, nie wieder spüren zu müssen.

Ein sehr anstrengender Versuch, der nur von mäßigem Erfolg gekrönt war. Gerade, wenn man eigentlich ein geselliger Mensch ist, sehnt man sich doch nach Kontakten und Bestätigung seiner Person. Ich habe nie verstanden, woran es eigentlich liegt, dass ich mich da so schwer tue, aber irgendwie stand ich mir ständig selbst im Weg rum.

Ich ließ mich auf Kompromisse ein, die mir letztendlich nicht gut taten, nur um nicht „verstoßen" zu werden. Ich versuchte Begeisterung für Themen und Aktivitäten aufzubringen, die mich eigentlich überhaupt nicht interessierten und manchmal hatte ich sogar scheinbar Erfolg. Allerdings nur so lange, bis ich mal aus der Reihe tanzte, oder eben an die Grenzen meiner Möglichkeiten kam, dann stand ich plötzlich wieder allein da.

Etwas vorzutäuschen, kann man nur für eine gewisse Zeit, dann zeigt sich doch wieder das „wahre Gesicht" und man kann überhaupt Nichts dagegen tun. Wenn ich nur nicht ständig mit solchen Besonderheiten und Triggern zu kämpfen hätte, würden die Leute mich sicherlich mehr mögen. Wie sehr habe ich mich bemüht, einen Weg in die Mitte der Gesellschaft zu finden, ein wirklich wertvoller Teil zu werden und wie sehr habe ich mich dabei selbst verloren.

Denn wenn man so beschäftigt ist, die Erwartungen anderer zu erfüllen, desto mehr verliert man den Bezug zu sich selbst und eigenen Bedürfnissen. Ganz zu schweigen von den ständig erlittenen Enttäuschungen, wenn mal wieder eine lieb gewordene „Freundschaft" auf der Strecke blieb oder mir signalisiert wurde, dass mein Stellenwert weit unter der Schwelle lag, die ich gerne für mich selbst beansprucht hätte.

Ein solches Muster zu durchbrechen ist schwierig, denn sich einzugestehen, dass man versucht ein Fähnchen im Wind zu spielen, nur um nicht allein zu sein, tut wirklich weh. Ich weiß, dass einige meiner Symptome und Eigenarten, auf andere befremdlich oder sogar vielleicht belustigend wirken, aber mein Gott, glaubt denn wirklich irgendwer, ich hätte mir das ausgesucht?

Als ob ich irgendwann morgens die Augen aufgeschlagen und beschlossen hätte: so, ab heute fange ich bei jeder Gelegenheit an zu zittern und zu zucken, oder vor Angst zu schwitzen, oder ich tue mal so, als wäre die Realität lebensbedrohlich und schaue, wie mein Umfeld reagiert. Hach, das wird ein Spaß. Und dann führe ich ein paar Ärzte an der Nase rum, mit irgendwelchen ausgedachten Symptomen, die kommen nie drauf, dass ich nur einen an der Waffel habe und zum krönenden Abschluss, täusche ich eine chronische Erschöpfung vor, damit ich nicht mehr arbeiten muss und mich auf die faule Haut legen kann. Vielleicht sollte ich noch ein bisschen leidend das Gesicht verziehen und das Ganze mit einer Depression garnieren. Und wenn dass alles noch nicht reicht, sehe ich einfach Dinge, die nicht da sind, heule ein bisschen und hinke mit hängendem Kopf von dannen.

Das ist selbstverständlich Blödsinn. Ich habe mir das nicht ausgesucht, das ist mein Preis fürs Überleben, dass ist das, was bestimmte Situation zurück gelassen haben. Ich muss damit leben und ich tue das verdammt gut und mit so viel Würde, wie es mir möglich ist. Wenn das bedeutet, dass ich nicht in diese Gesellschaft passe, dann werde ich damit genau so leben müssen, wie mit den Symptomen an sich. Aber es macht, nach nunmehr 40 Jahren, keinen Sinn mehr für mich, an zwei Fronten gleichzeitig zu kämpfen. Ich habe schlichtweg nicht die Kraft und die Kapazitäten für Beides. Aus meiner Haut komme ich nicht raus, also blieb nur der Weg in die Isolation, eine andere Wahl hatte ich gerade nicht.

Auch wenn ich Gesellschaft theoretisch wirklich mag, mache ich mich nicht mehr von dem Urteil und dem Wohlwollen anderer abhängig, denn ich habe tatsächlich das Gefühl, dass ich genau richtig bin, wie ich nun mal bin. Für mich ist das einzig Wichtige dabei, dass ich nicht mehr Jemand anderes sein muss, als ich eigentlich sein kann oder möchte.

Den Menschen, die mir immer wieder die Frage stellen, ob ich nicht furchtbar dankbar sein müsste, dass ich noch lebe, denen möchte ich manchmal gerne eine Gegenfrage stellen: „Müsstest du mich nicht so annehmen, wie ich jetzt bin? Ich habe mein Bestes getan um zu überleben, dass tue ich noch. Solltest du mir da nicht mit Respekt begegnen, statt mir zu sagen, dass ich nicht richtig bin, weil ich zwar überlebt habe, aber die Schäden, die meine Verletzungen nach sich zogen, nicht verhindern konnte?

Ich bin unschuldig verletzt worden, damit werde ich den Rest meines Lebens klar kommen müssen.

Was gibt Dir das Recht, mir die Schuld zu geben, dass ich nicht funktioniere, wie du es gerne hättest?"

Grenzen

Grenzen sind ein sehr schwieriges Thema, zum einen die Grenzen, die ich anderen Menschen setze, zum anderen aber auch die Grenzen, die mir selbst gesetzt sind, durch meine Erkrankung.

Mir fällt es mittlerweile, nach sehr langen Jahren harter Arbeit, vergleichsweise leicht, Grenzen nach außen zu setzen. Ich erkenne recht schnell, wenn Jemand über meine Grenzen geht oder gehen möchte und setzte da ein klares und deutliches Stopp.

Ich bin wirklich ein friedfertiger Mensch, in meinem Naturell sind Aggressionen praktisch nicht vorhanden, aber, wenn ein Mensch, sich über meine gesetzte Grenze hinwegsetzen möchte, hebt es mich dann doch regelmäßig aus der Hose. Richtig sauer werde ich, wenn Derjenige dies nicht mal aus Unachtsamkeit oder Versehen tut, sondern die Frechheit besitzt, noch mit mir darüber diskutieren zu wollen, ob ich überhaupt das Recht habe, eine Grenze zu setzen.

Ein häufig erlebtes Beispiel, ist die Frage nach dem Warum.

Als ich beschlossen habe, mich nicht mehr zu verstecken, meine Erkrankung nicht mehr zu verleugnen, traf ich noch einen anderen Entschluss. Ich würde nicht über die Auslöser sprechen. Nicht, weil ich mich, wie mir dann gerne unterstellt wird, damit nicht auseinander setzen will oder es verleugne, nein, sondern weil es eine Privatsache ist.

Was nun letztendlich der Auslöser für meine PTBS war, welche Art Trauma ich überlebt habe und wie oft, ist meiner Ansicht nach völlig unerheblich für mein Umfeld. Wichtig ist einzig und allein, ich habe überlebt und trage daher einige Besonderheiten mit mir herum. Selbstverständlich gibt es Menschen, mit denen ich auch darüber rede, aber das ist eine Entscheidung, die ich dann selbst treffe.

Interessanterweise ist die erste Frage, die den Menschen einfällt, wenn ich von meiner Erkrankung spreche, die nach dem Warum. Nicht danach wie es mir geht, welche Auswirkungen sie in meinem Alltag hat, ob es was zu beachten gäbe oder ähnliches. Einzig „Was war der Auslöser" scheint relevant zu sein. Wenn ich dann meinen Standpunkt klar mache, sollte man ja eigentlich meinen, das Thema sei damit vom Tisch. Aber nein, manch Einer glaubt dann, mich belehren zu müssen, dass dies ganz entscheidende Infos seien, um mich als

Mensch einschätzen und verstehen zu können. Abgesehen von der Unterstellung, dass ich mich nicht ausführlich damit auseinander gesetzt zu haben scheine, sonst könne ich ja darüber reden.

Für mich vollkommen unverständlich. Ich laufe ja auch nicht durch die Gegend und fordere die Menschen auf, mir ihre privatesten Dinge Preis zu geben, sich im übertragenen Sinne nackt zu machen, damit ich mir ein besseres Bild machen kann.

Sicher gibt es Aspekte in jeder Vergangenheit, die sich im Hier und Jetzt niederschlagen können, aber wenn ein Mensch eine Eigenart mit sich bringt, dann muss ich mich doch damit auseinandersetzen, wie ich jetzt darauf reagieren kann, und muss nicht schauen, warum es so ist. Geht mich im Grunde genommen ja auch gar nichts an. Für mich ist es eine Respektlosigkeit solche Forderungen zu stellen und damit deutlich gesetzte Grenzen einfach zu übergehen, mehr noch, da sogar Druck aufzubauen und mir mein Recht auf Selbstbestimmung nehmen zu wollen.

Manchmal drängte sich mir schon der Verdacht auf, es läge an der Sensationslüsternheit der Menschen, dass solche Fragen aufkommen. An echtem Interesse an mir liegt es wohl eher nicht, sonst würde darauf geachtet werden, dass ich ein deutliches Schild mit einem großen „NEIN" vor mir in die Höhe halte. Statt sich mit mir als Person zu beschäftigen, ist das große Geheimnis nach dem Warum doch viel interessanter. Dass es mir evtl. unangenehm sein könnte, dass ich meine Privatsphäre gerne geschützt wissen möchte oder dass die Vergangenheit einfach ruhen darf, weil ich meinen Frieden mit ihr geschlossen habe, scheinen dabei völlig unerheblich zu sein. Das ärgert mich maßlos und da musste ich mir einfach Mal Luft machen.

Grenzen sind keine Auslegungssache, Grenzen sind individuell und verschieden. Wenn dir also ein Mensch, sehr deutlich zeigt: bis hierher und nicht weiter – dann hast du dich daran zu halten, weil es seine Grenze ist und nicht deine und darüber gibt es Nichts zu diskutieren.

Was die Grenzen betrifft, die mir selbst, durch meine Geschichte, meine Handicaps oder auch Konstitution gesetzt sind, ist das beinahe ein noch schwierigeres Thema. Ich habe sowohl körperliche als auch mentale „Schäden" davon getragen, was für mich heißt, ich bin doch in vielen Dingen sehr eingeschränkt und stoße da schneller an meine Grenzen, als mir lieb ist. Manchmal fühlt es sich so an, als wäre mein Verstand in meinem Körper gefangen. Hellwach, voller Tatendrang, aber nur sehr eingeschränkt fähig, die vielen tollen Ideen umzusetzen. Das macht mich manchmal wirklich wahnsinnig und ja, ich gebe zu, auch ich probiere regelmäßig, mich über diese Grenzen hinweg zu setzen. Mit dem Ergebnis, dass ich genauso zusammen gestaucht werde, wie andere Menschen, die meine Grenzen nicht wahren wollen. Mein Körper hat sozusagen seinen eigenen Kopf und macht mir da schnell klar, dass er am längeren Hebel sitzt.

Wobei ich ehrlicherweise gestehen muss, seit ich auf dem Weg bin, heraus zu finden, was ich wirklich brauche um halbwegs mit Qualität leben zu können und weniger dem hinterher renne, was ich denke, was von mir erwartet wird, sind die Grenzen gar nicht mehr so übermächtig, aber dazu mehr im Kapitel „Lebensqualität.

„H" wie

Hilflosigkeit

Noch so ein treuer Begleiter in meinem Leben, die Hilflosigkeit. Sie hat heute natürlich eine andere Qualität, als in vergangen Tagen, das macht sie aber deshalb nicht weniger schrecklich. Wenn du dich schon mal wirklich hilflos und ausgeliefert gefühlt hast, dann wirst du mir sicher zustimmen, dass es ein Gefühl ist, dass kaum zu ertragen ist. Du willst und kannst nicht. Du weißt wie, aber der Weg ist einfach versperrt. Sei es durch äußere Umstände, oder durch Innere.

Ich fühle mich noch immer häufig hilflos. Wenn mir wieder mal klar gemacht wird, dass ich nicht so bin, wie ich sein sollte, hilflos

Wenn ich eine Situation nicht meistern kann, wie ich es aber können müsste, hilflos

Wenn ich an meine Grenzen stoße, aber über sie hinauswachsen müsste, um Ziele zu erreichen, hilflos

Wenn ich mal wieder ausgelacht oder lächerlich gemacht werde, weil ich gehandicapt bin, hilflos

Wenn ich vor Schmerzen wimmernd beim Arzt sitze und er mir die Behandlung verweigert, weil der Stempel anscheinend von meiner Stirn leuchtet, hilflos

Hilflosigkeit ist nicht gleichbedeutend damit, dass ich mich als Opfer sehe. Hilflosigkeit heißt für mich, eine Situation gerne ändern zu wollen, aber es eben nicht zu können, weil mir die nötigen Voraussetzungen dazu fehlen. Diese Situation dann durchstehen zu müssen, ohne die Macht darüber zu haben, sie aktiv ändern zu können. Macht mich das zum Opfer? Nein, ich denke nicht. Es macht mich einfach zu einem Menschen, der nicht jede Situation kontrollieren kann. Nur weil ich manche Dinge annehme, wie sie sind, weil sie sich nun mal nicht ändern lassen, sehe ich mich nicht in der Opferrolle, aber hilflos fühle ich mich trotzdem manchmal.

Und manchmal, ganz manchmal, fühle ich mich tatsächlich und im wahrsten Worte hilflos – ohne Hilfe. Weil ich als austherapiert und nicht heilbar gelte, weil ich von unzähligen Therapeuten abgewiesen wurde, denen mein Paket zu groß war und die es nicht mit mir tragen wollten oder konnten.

Das ist eine Situation, die mich wirklich sehr hilflos zurück lässt. Denn ich muss mit diesem Paket und Allem was darin enthalten ist, jeden verdammten Tag meines Lebens verbringen. Da ist es irgendwie seltsam, wenn professionelles Fachpersonal mir erzählt, dass sie sich nicht in der Lage sehen, dieses Paket mit mir anzuschauen, weil es Ihnen zu nah geht, oder ihnen das Risiko zu groß ist. Aber das ist wohl ein anderes Thema – Hilflos macht es mich aber dennoch.

Hilfe

Wer verletzt wurde, egal wie schwer, der benötigt Hilfe, das dürfte wohl jedem klar sein. Und wir leben in Deutschland, da ist das Hilfsangebot gut ausgebaut und Niemand wird sich selbst überlassen, richtig? Nun, dass ist nur teilweise wahr. Selbstverständlich gibt es Hilfsangebote und zahlreiche Möglichkeiten, auch im Bereich Posttraumatische Belastungsstörung - wenn du einen oder mehrere der folgenden Kriterien erfüllst:

- Du hast selbst etwas ausgefressen, bist eine Gefahr für Andere und man hat die Hoffnung, durch Deine Behandlung, weiteres Unheil oder Leid zu verhindern.
- Du hast schlichtweg zu viel Geld und bezahlst Therapien, Klinikaufenthalte oder andere Hilfen, selbst
- Du wirst als kurzfristiger Ausfall eingestuft, der mit wenig Aufwand, schnell und unkompliziert wieder für den Arbeitsmarkt fit gemacht werden kann.

Zählst du nicht zu diesen Personengruppen, dann stell Dich auf monate- / manchmal jahrelange Wartezeiten, in vollkommen überfüllten Kliniken ein, die nach Schema F behandeln und davon ausgehen, das hat bei dir zu funktionieren, tut es ja bei anderen Patienten auch. Wenn es keinen Erfolg zeigt, ist das selbstverständlich dein eigenes Versagen, dein Unvermögen, deine Unwilligkeit zu Kooperieren.

66

Dasselbe gilt auch für ambulante Therapien, sofern sie dir überhaupt noch genehmigt werden, denn du bist krank, du wirst nicht mehr gesund, du bist vielleicht in Rente, warum noch in deine Behandlung investieren? Und falls die Krankenkasse sich doch bereit erklärt, die Kosten zu übernehmen, dann häufig für eine sehr überschaubare Anzahl von Therapiestunden. Sind diese Stunden aufgebraucht, muss dein Heilungsprozess sich leider zwei Jahre gedulden, bis du neue Stunden beantragen darfst. Was nicht schlimm ist, du musst ja sowieso wieder zurück auf die Warteliste.

Es ist mühsam, sich in einer Situation, in der man ziemlich ausgeknockt ist, um alles kümmern zu müssen, was vielleicht, unter Umständen, die eigene Existenz sichern könnte. Denn, wie du dich sicher erinnerst, hat eine solche Person, eine lebensbedrohliche Situation überlebt, und das sicher nicht ohne Verletzungen.

Wie du vielleicht schon gemerkt hast, bin ich sehr visuell veranlagt und arbeite daher auch gerne mit Bildern. Ich möchte dir die Situation mal anhand eines anderen Beispiels verdeutlichen. Stell dir vor, du bist mit deinem Auto auf der Autobahn unterwegs. Ein anderer Fahrer kommt zu schnell angebraust, verliert die Kontrolle über sein Fahrzeug, fährt dir in die Seite und du krachst mit voller

Wucht in die Leitplanke, wo dein Auto, oder das was von ihm übrig ist, stehen bleibt. Du bist schwer verletzt, kannst dich nicht selbst befreien, und stehst völlig unter Schock. Du siehst, dass überall Blut ist, aber so richtig spürst du noch nicht, ob und wie schwer du verletzt bist.

Ich weiß, dass ist sicher ein sehr schwer zu ertragendes Bild für dich. Aber lass und den Gedanken weiterspinnen. Du hängst also irgendwo zwischen Leben und Tod, in deinem Autositz, da ertönen die rettenden Sirenen. Kurz später wird deine Tür geöffnet, Sanitäter und Notarzt beugen sich zu dir hinein, sie legen Dir einen Zugang, bergen dich aus dem Auto, packen dich auf eine Liege, verbinden notdürftig die böse Fleischwunde an deinem Bein, legen Dir eine Halskrause an. Du bist erleichtert, endlich in Sicherheit, du kannst los lassen, du hast überlebt, man wird sich jetzt gut um dich kümmern.

Und dann kommt der Notarzt zu dir, schnallt dich wieder ab, hilft dir dich aufzurichten und zieht dich von der Liege. Du bist nicht fähig dich auf deinen verletzten Beinen zu halten, also trägt er dich mehr oder weniger an den Straßenrand und du hockst dort auf dem Standstreifen, mit dem Rücken an die Leitplanke gelehnt und verstehst die Welt nicht mehr. Dann wirst du vom Notarzt darüber aufgeklärt, dass die Wartezeit für ein Bett im Krankenhaus derzeit acht Monate beträgt, er dir leider nicht weiter helfen könne. Du könntest es natürlich bei einem der niedergelassenen Chirurgen versuchen, erfahrungsgemäß wäre da aber mit Wartezeiten von bis zu zwei Jahren zu rechnen. Dann schaut er dich von oben bis unten prüfend an und stellt fest, dass du wahrscheinlich sowieso zu schwer verletzt wärst, als das mit einer schnellen Genesung zu rechnen wäre, was die Frage aufwirft, ob die Krankenkasse überhaupt bereit wäre, deine Behandlungskosten zu übernehmen.

In der Zwischenzeit siehst du, wie der Unfallverursacher, der vergleichsweise leicht verletzt ist, in den Krankenwagen eskortiert wird. Fragend starrst du den Arzt an, der dir daraufhin geduldig erklärt, dass dieser Verletzte behandelt werden muss, damit er nie wieder zur Gefahr für Andere werden kann, je schneller er gesund würde, desto schneller können er wieder hinter das Steuer steigen und lernen, wie man sich als verantwortungsvoller Fahrer verhält.

Der Notarzt winkt dir zum Abschluss, wünscht dir noch alles Gute und wenige Augenblicke später, hockst du mutterselenallein, schwer verletzt, noch immer stark blutend am Straßenrand und hast keine Ahnung, wie du überleben sollst.

Das ist ein wirklich furchtbares und absolut absurdes Szenario, nicht wahr? Und doch ist es Realität, meine Realität, die Realität unzähliger anderer Verletzter, Überlebender, Opfer von Gewaltverbrechen oder anderer Katastrophen.

Theoretisch möchte man sich auf das Gesund werden, auf das Verarbeiten von Was auch immer, das Überleben konzentrieren und benötigt wirklich jedes bisschen Kraft, Energie, Hilfe und Unterstützung, derer man habhaft werden kann. In der Realität ist es aber leider so, dass man viel umherrennt, viele Anträge stellt, viele Monate wartet, viele Existenzängste hat, weil der Lebensunterhalt nicht gesichert ist. Man spricht bei unzähligen Anlaufstellen, Ärzten und Therapeuten vor, lässt sich auf jede Warteliste setzen, um dann am Ende monatelang mit seinen Verletzungen allein da zu sitzen und sich zu fragen, ob man wohl überleben wird.

Heilung

Wer verletzt wird, braucht Zeit zum Heilen. Was aber, wenn Heilung nur noch bedingt möglich ist? Was ist, wenn eine Verletzung so schwer wiegend ist, dass die vollständige Genesung einfach nicht möglich ist?

Kommen wir nochmal zurück, zum Unfallopfer. Seine Verletzungen sind schwerwiegend und gut sichtbar. Du wirst mir sicher zustimmen, dass es vollkommen normal und ok ist, wenn der Heilungsprozess Zeit in Anspruch nehmen wird. Und du kämst sicherlich nicht auf die Idee, dem Unfallopfer zu Druck zu machen, weil er nicht schnell genug wieder auf den Beinen ist, oder warum er vielleicht Narben, oder eine Gehbehinderung oder was auch sonst für ein Handicap zurück behält, oder?

Dir würde bestimmt auch nicht im Traum einfallen, dem Menschen, der sich sichtlich abmüht, wieder zurück in seinen Alltag zu finden, klar zu machen, dass er selbst Schuld daran ist, dass er nicht mehr vollständig genesen ist und das er dankbar sein soll, überhaupt überlebt zu haben und jetzt gefälligst wieder so weiterleben soll, als hätte es den Unfall nicht gegeben. Muss er eben härter trainieren, wenn das Bein ihn nicht trägt, wie konnte er zulassen, dass der Knochen nicht richtig wieder zusammen gewachsen ist? Was fällt ihm eigentlich ein, hier so durch die Gegend zu hinken, an einem Stock und anzumerken, dass er jeden Wetterumschwung in seinen Narben merkt? Ein absurder Gedanke, oder?

Leider nein. Es ist Realität, mal wieder meine Realität und die zahlreicher anderer Betroffener. In meinem Fall habe ich, wie schon erwähnt, körperliche und mentale Schäden davon getragen. Und in beiden Bereichen sind sie mehr oder weniger gut verheilt, haben aber ihre Spuren hinterlassen und eine vollständige Genesung war, aufgrund der schwere meiner Verletzungen nicht möglich. Das ist tragisch, das ist unschön und das ist richtig scheiße.

In erster Linie jedoch für mich, nicht für dich. Ich muss mit diesen Dingen leben und mich in schöner Regelmäßigkeit dafür rechtfertigen, warum ich nicht unbeschädigt überlebt habe. Es wird mir als persönliches Versagen unterstellt, dass mein Körper und meine Seele nicht mehr so funktionieren, wie es vor den Verletzungen war.

Fakt ist, nicht jede Verletzung, egal ob körperlicher oder mentaler Natur, kann geheilt werden. Nicht immer kann der Zustand der Vollkommenheit wieder hergestellt werden. Das ist aber in keinem einzigen mir bekannten Fall, das Verschulden oder Versagen des Verletzten.

Im Gegenteil, Heilung kostet Kraft, viel Kraft. Es braucht Ruhe, sehr viel Zeit, Geduld und eine sichere Umgebung dazu. Aber, es kostet auch enorme Kraft, sich damit abzufinden, wenn Schäden zurück bleiben. Ich musste sehr viele Dinge neue lernen, neue Wege finden, und letztendlich auch den Mut und die Stärke dazu aufbringen, trotz bleibender Schäden, irgendwie weiter zu bestehen.

Auch wenn ich mich inzwischen damit abgefunden habe, dass ich nie wieder vollständig heil werden kann, und auch, wenn ich mittlerweile weiß, dass dies weder meine Schuld, noch mein persönliches Versagen ist, der härteste Kampf ist immer noch der des Rechtfertigens und des Verteidigens gegen Mitmenschen, die scheinbar ein noch größeres Problem mit meiner Behinderung haben, als ich selbst. Mir ist schleierhaft, warum dies so ist, aber es war ein weiterer Grund dafür, mich aus der Gesellschaft zurück zu ziehen.

„I" wie

Isolation

Der Mensch ist ein soziales Wesen und Niemand ist gerne allein. Sehr beliebt ist auch die Aussage: Ein normaler Mensch braucht ein richtiges, stabiles und großes soziales Umfeld, sonst stimmt was nicht mit ihm. Vor gar nicht allzu langer Zeit, hätte ich diese Aussagen kommentarlos und auf tiefstem

Herzen unterschrieben. Von meinem heutigen Standpunkt her, bewerte ich das Ganze allerdings ein bisschen anders. Ich lebe ja inzwischen, in einer selbstgewählten Isolation.

Selbstgewählt? Nun ja, bedingt. Wie schon im Vorwort erwähnt, scheine ich ein Automatikgetriebe zu besitzen, in einer Welt, die voll ist, von Schaltgetriebefahrern. Das macht einsam und ist furchtbar anstrengend, weil es ein täglicher Kampf ist, mit all den Schaltgetrieben mitzuhalten und gleichzeitig so zu tun, als hätte ich auch Eines. Während dem langwierigen und sehr schmerzhaften Prozess, durch den ich hindurch ging, als mir klar wurde, das ich ein bisschen anders „funktioniere" als die breite Masse, wurde mir auch sehr bewusst, wie viel Zeit und Energie ich darauf verwendete, irgendwie dazu gehören zu wollen, irgendeinen Platz in dieser Gesellschaft zu ergattern. Meist nur mit mäßigem Erfolg, denn seien wir mal ehrlich, in unserer Gesellschaft zählen Leistung, Disziplin, Erfolg und „Du bist was du hast". Nun, ich schreibe zwar „unsere" Gesellschaft, doch eigentlich müsste es heißen „eure" Gesellschaft. Mir wurde die Zugehörigkeit schon vor sehr langer Zeit abgesprochen. Ich bin in Rente, bringe also keine Leistung, trage meinen Teil nicht mehr bei. Mein Körper und meine Seele haben ihre Eigenheiten und ihren ganz eigenen Rhythmus, der sehr weit entfernt ist von: Erfolg, Leistung, Disziplin und Normalität und besitzen tue ich erwartungsgemäß eben auch nicht wirklich viel.

Ich habe beinahe die Hälfte meines Lebens versucht, möglichst unauffällig zu sein, mich anzupassen und so zu tun, als wäre ich genau wie Alle anderen, als sei ich ein gut funktionierendes Teilchen im großen Rad dieser Gesellschaft - bin ich aber nun mal nicht. Als ich das realisierte, habe ich mich zurückgezogen, in die Isolation.

Das mag sich jetzt komisch anhören, aber seitdem geht es mir besser. Ich kann sein, wie ich bin. Ich muss nicht mehr versuchen Dinge zu tun, die weder im Rahmen meiner Möglichkeiten liegen, noch meiner Natur entsprechen. Ich muss keine Erwartungen und Bedürfnisse mehr erfüllen, ich muss, genau genommen gar Nichts mehr. Das vereinfacht mein Leben auf sehr vielen Ebenen. Keine Erklärungen mehr, keine Rechtfertigungen, keine Demütigungen. Ich habe nicht mehr ständig vor Augen, dass ich zwar in diese Welt hineingeboren wurde, aber mir das Recht genommen wurde, ein Teil davon zu sein. Ich muss den Menschen nicht mehr zuschauen, wie sie ihr Leben leben, wie sie sich Wünsche und Träume erfüllen, die ich tief im Inneren auch hege, und doch weiß, ich werde sie niemals erreichen können. Ich kann mich ganz darauf konzentrieren, heraus zu finden, wie ich aus meinem Automatikgetriebe das Beste heraus hole, statt immer so zu tun, als hätte ich ein Schaltgetriebe und so viele Mühen darauf zu verwenden, mit der Gesellschaft Schritt zu halten. Natürlich bin auch ich, im Grunde meines Herzens nicht gerne Alleine, ich müsste definitiv lügen, wenn ich sagen würde, dass ich mich nicht manchmal sehr einsam fühle. Aber ich befand mich irgendwann in meinem Leben an dem Punkt, an dem ich das kleinere Übel wählen musste. Und so unvorstellbar sich das für dich als Leser vielleicht anhören mag, für mich bedeutete der Rückzug in die Isolation, dass ich mehr zu gewinnen, als zu verlieren hatte. Vielleicht kommt irgendwann der Tag, an dem ich diese Entscheidung noch einmal überdenken werde, aber bis dahin nehme ich mir einen sehr ausgedehnten „Urlaub", von den Verpflichtungen, die einen erwarten, wenn man ein Teil der Gesellschaft sein möchte.

Identität

Wenn ich mich selbst betrachtete, dann hatte ich manchmal das Gefühl, es gibt zwei von mir. Es gibt mich im Innen und im Außen. Also, das was nur ich sehe und das was Andere von mir sehen. Unglücklicherweise sind diese beiden Ansichten so unterschiedlich, wie sie nur sein können.

In mir drin, bin ich eine selbstbewusste Frau, selbstsicher, souverän, mit vielen Interessen, Hobbies, Fähigkeiten, Eigenschaften und durch Nichts aus der Ruhe zu bringen. Ich bin stark, mutig und weiß in jeder Lage eine passende Lösung. Keine Situation ist mir zu schwierig, keine Mühe zu groß und ich kann Berge versetzten, ohne mit der Wimper zu zucken. Ich bin unabhängig, frei und habe tausend Ideen, die alle nur darauf warten umgesetzt zu werden.

Nach außen, habe ich meine Handicaps und Besonderheiten. Mir fallen die souveränen, schlagfertigen Antworten meist erst im Nachhinein ein. Ich bin durchaus lösungsorientiert und sicher nicht schwach, aber wie überzeugend wirkt das wohl, wenn man zitternd und nach Atem ringend da steht und versucht die Contenance zu bewahren, wenn im Inneren ein Unwetter tobt? Stress verkrafte ich nicht sonderlich gut, ich brauche ausreichende Ruhephasen und stoße körperlich an Grenzen, die es in meinem Kopf gar nicht zu geben scheint.

Lange Zeit dachte ich, das Eine bin ich, wie ich eigentlich bin und das Andere ist das, was die Krankheit aus mir gemacht hat. Ein Zwiespalt, der mich fast in den Wahnsinn getrieben hätte. Wie konnte ich mich selbst aus meinem Kopf befreien?

Es fühlte sich an, als sei mein Körper ein Gefängnis, aus dem ich zwar heraus schauen, aber nicht raustreten könnte. Dann gab es eine Zeit, in der ich dachte, das in meinem Inneren ist nur ein Idealbild, dass versucht sich so darzustellen, wie andere Menschen mich haben wollen. Praktisch eine Imitation davon, was Menschen beliebt macht. Ich war mein Leben lang Anders, schon im Kindergarten und in der Schule ein absoluter Außenseiter, der viel Zeit zum Nachdenken und Beobachten hatte. Ich war der Überzeugung, dass ich gemocht werden würde, wenn ich so wäre, wie andere beliebte Menschen.

In meinen Beobachtungen hatte ich festgestellt, die Frau von Welt interessiert sich für Kunst, Historisches, Klassik. Hat bestimmte Hobbies wie Städtereisen, Konzerte, Opern etc. Sie bevorzugt französische Küche und Sushi, kleidet sich elegant aber nicht aufreizend und hat eine Stadtwohnung, von der aus sie in das Nachtleben eintauchen, oder nach der Arbeit noch schnell zum Yoga oder Pilates huschen kann. Ein sehr verzehrtes Bild, aus heutiger Sicht.

Doch, damals schien es mir eine gute Möglichkeit darzustellen, endlich aus dem Schatten zu treten, um beliebter zu werden. Nun hatte ich nur ein neues gewaltiges Problem, vor dem ich stand: Ich bin nicht so sehr der Kunstliebhaber, Klassische Musik ist bis zu einem gewissen Grad okay, ich liebe Klaviermusik, aber wenn eine Sopranistin den Mund öffnet, bekomme ich Zahnschmerzen. Ich mag weder französisches Essen, noch krieg ich Fisch runter. Elegante Kleidung ist unpraktisch und Yoga bzw. Pilates sind zwar ganz nett, aber ich brauchte mehr Action. Und die klassische Literatur, die gerne in Theaterstücken zur Sprache kommt, enthält so viel Drama, dass es für mich eine unerträgliche Qual ist, mich damit auseinander zu setzen. Ich bevorzuge das Fröhliche, die leichte Unterhaltung.

Du kannst mir glauben, ich habe ehrlich und ernsthaft versucht, diesem Idealbild zu entsprechen, doch schnell stellte ich fest, man kann sich nur bis zu einem gewissen Punkt verbiegen, dann ist es ätzend anstrengend und man weiß gar nicht mehr, wer oder was man eigentlich ist. Dieses Motto: „Dazugehören ist Alles", funktionierte für mich einfach nicht.

Und die Krönung von alledem war dann auch noch, dass Bild, dass ich von mir selbst in meinem Kopf hatte, wollte immer noch nicht passen. Dieses Experiment erklärte ich daher für gescheitert und kehrte zurück zu meiner Theorie, dass meine Krankheit mich einfach eingeschlossen im Keller hielt.

Zunehmend unzufrieden mit dieser Situation, begann ich erneut mich zu beobachten. Ich habe Interessen, ich habe Dinge, für die ich mich begeistern kann und es gibt sehr Vieles, was mich ausmacht. Manches passt nicht so gut in die Gesellschaft, manches passt nicht in meine Altersgruppe und wieder Anderes, ist für mich nur mit Kreativität umzusetzen, weil ich meine eigenen Grenzen umgehen muss.

Aber, ich habe eine eigene Identität und wenn ich mir Zeit nehme, nur für mich, dann fühle ich mich frei und glücklich und bemerke meine Einschränkungen gar nicht mehr so sehr. Ich glaube inzwischen nicht mehr, dass da zwei Herzen in meiner Brust schlagen. Mein Naturell passt eigentlich ganz gut zu den Gegebenheiten. Ich weiß natürlich nicht, wer ich heute wäre, wenn ich im Laufe meines Lebens heil geblieben wäre, aber spielt dass eine Rolle? Die Zerrissenheit, die mich jahrelang quälte, war sozusagen hausgemacht. Vor lauter Anpassung und Dazugehören wollen, habe ich übersehen, wer ich eigentlich bin und das ist manchmal eine ziemlich harte Erkenntnis.

„J" wie

Jammern

Ja, schuldig im Sinne der Anklage. Auch ich jammere mal. Und es gibt auch Tage, an denen suhle ich mich so richtig schön im Selbstmitleid. Warum? Weil es einfach auch dazu gehört. Weil manchmal einfach alles scheiße ist und ungerecht und unfair und ich gar nicht einsehe, warum ich immer so tun sollte, als wäre das nicht so.

Jammern tut manchmal einfach gut. Einfach, weil ich in solchen Momenten auch mal die Maske fallen lasse, und sei es nur vor mir selbst. Weil ich Müde bin, immer nur Stark sein zu müssen, weil ich mich manchmal einfach nur jämmerlich fühle und es auch eine Art Wertschätzung für mich darstellt, diesen Fakt anzuerkennen und ihn auszuleben.

Ich rede jetzt nicht vom täglichen Klagelied, das das ganze Umfeld bereits in hundert verschiedenen Varianten auswendig kennt und entsprechend gereizt reagiert. Aber mal Jammern und sich verkriechen, ist auch eine Art der Bewältigungsstrategie. Sich damit auseinander zu setzen, dass die Realität manchmal eben nicht nur Rosarot mit Glitzerstaub ist, sondern echt hässlich. Das darf man doch auch mal äußern, oder? Ich finde, ich war lange genug Stark, ich habe das Recht darauf, auch mal meine schwache Seite auszuleben und ihr den Raum zu geben, den ich ihr viel zu lange verwehrt habe.

„K" wie

Körpererinnerungen

Meine persönliche Hölle, Körpererinnerungen. Du erinnerst dich sicher noch an meine Beschreibung im Kapitel „Flashbacks". Nun, es gibt verschiedene Arten von Flashbacks. Ich erwähnte ja schon, dass ich nur sehr selten von diesen klassischen Erinnerungsflashbacks heimgesucht werde, weil ich glücklicherweise viele Erlebnisse im Nachhinein noch sortieren und ordnungsgemäß abrufbar ablegen konnte. Leider ist mir dies nur mit den Mentalen Erinnerungen gelungen.

Aber, es gibt noch eine andere Ebene, die sogenannten Körpererinnerungen. Alles was du erlebst, wird nicht nur in deinem Gedächtnis gespeichert, eine Kopie wird sozusagen auch in deinem Körper gespeichert. Wenn Du dich zum Beispiel verletzt, wird dein Körper sich höchstwahrscheinlich an diesen Schmerz erinnern und wenn du daran zurückdenkst, tut die entsprechende Stelle plötzlich weh oder zwickt so komisch.

Mein Körper jedenfalls hat ein Gedächtnis wie ein Elefant. Er scheint sich wirklich an jede noch so kleine Verletzung zu erinnern, und das zu beeinflussen liegt außerhalb meines Zugriffbereichs. Wenn ich also in eine Situation komme, in der mein Körper irgendwann mal eine schmerzhafte Erfahrung gemacht hat, oder verletzt wurde, dann wird er darauf mit einem Flashback reagieren, als wäre er wieder in dieser Situation.

Ich spüre die Schmerzen, mein Körper pumpt Unmengen von Hormonen durch die Blutbahn, um eine Flucht, ein Überleben, eine Wundheilung oder am besten alles auf einmal in Gang zu setzen. Hört sich erst Mal gar nicht so schlimm an meinst du?

Okay, stell dir vor, du bist beim Arzt und sollst eine Spritze bekommen. Dein Körper erinnert sich aber just in diesem Moment daran, dass er mal ein sehr traumatisches Erlebnis hatte, in dem er sich in Lebensgefahr befand, und damals hat es da auch irgendeine Spritze gegeben. Nicht mehr so lustig, oder?

Während dein Körper sich in solchen Momenten vielleicht maximal an den kurzen Piks der Spritze erinnert, fährt meiner das volle Programm vom damaligen Überlebenskampf ab. Er zeigt mir den Schmerz der Verletzungen, er lässt mich spüren, wie schlimm sie waren, für ihn sind sie in diesem Moment wieder vollkommen real. Es gab schon Situationen, wo ich tatsächlich plötzlich zu bluten begann. So und nun erklär das mal deinem Hausarzt, der dir nur eine lächerliche Spritze geben wollte.

Wobei das ja fast noch harmlos ist, gegen den Versuch mir Medikamente zu verabreichen. Ich kann mir noch so sehr einreden, dass ich sie benötige, dass sie mir helfen werden, dass sie notwendig sind. Letztendlich wird mein Körper selbst entscheiden, ob und wie er diese „Eindringlinge" toleriert. Beispiel gefällig?

Ok, ich hatte kürzlich einen Zahnarzttermin, was meinem Körper schon insgesamt sehr viel abverlangt. Ich kämpfe regelmäßig gegen die Panikreaktionen meines Körpers an, wenn mir eine Betäubung gesetzt werden muss. Manchmal gewinne ich und kann mich runterregulieren, manchmal gewinnt mein Körper und lässt sich einfach nicht betäuben. Meine Zahnärztin verzweifelt regelmäßig an mir, weil sie spritzt und spritzt und doch nicht ran darf, weil der Zahn nicht taub wird.

An diesem speziellen Tag, hat sie die Spritze ein bisschen blöd gesetzt, ich bekam eine Mundsperre, ich konnte den Kiefer nicht mehr aufbekommen.

Das hat eine solch heftige Panikreaktion in meinem Körper ausgelöst, dass innerhalb von wenigen Minuten plötzlich gar Nichts mehr taub war. Je größer meine Panik wurde, desto mehr konnte ich spüren, wie mein Mund, meine Wange und auch die nervigen Zahnschmerzen wieder zurückkamen. Bis die Ärztin sich meinem Zahn wieder widmen wollte, war keinerlei Betäubung mehr vorhanden und auch die nächste Spritze blieb wirkungslos.

Was ich damit verdeutlichen will, mein Körper ist ungeheuer sensibel, wenn es darum geht, dass er die Kontrolle verliert. Er erinnert sich noch sehr genau an die Dinge, die ihm angetan wurden, und wie er sich dabei fühlte. Er wird niemals und unter keinen Umständen zulassen, dass er so ausgeschaltet wird, dass er Jemals wieder in eine vergleichbare Situation kommt. Was für mich im Klartext heißt, Medikamente sind ein sehr heikles Thema. Denn entweder sie wirken gar nicht, sie wirken stärker als gewöhnlich, oder aber sie wirken komplett anders als gewünscht.

Das stellt mich vor ein Problem, denn ich kann es nicht beeinflussen, aber mir wird ganz anders, wenn ich daran denke, mal ernsthaft krank zu werden oder gar eine Operation zu benötigen. Für mich ist das dann eine tatsächlich lebensbedrohliche Situation, weil mein Körper nicht unbedingt einschätzbar ist und weil Ärzte grundsätzlich ALLES besser wissen und auf mich, eine psychisch Kranke, sowieso nicht hören. Das hat bereits zu zwei sehr unterhaltsamen Sequenzen in Operationssälen geführt.

Bei der ersten, haben sie mit mir Fangen im OP gespielt, wohlgemerkt NACH der Narkose. Ich war weggetreten, mein Körper und mein Unterbewusstsein allerdings nicht. Ich bin losgeflitzt, Arzt hinterher. Mit Verstärkung von acht Mann haben sie mich festgehalten und mit Valium ruhig gestellt. So zumindest der Plan, doch je mehr Valium ich bekam, desto aufmüpfiger wurde ich, eine paradoxe Wirkung.

Beim zweiten Versuch, hatte ich die Ärzte vorgewarnt und gebeten mir unter gar keinen Umständen Valium zu verabreichen und mich bitte ausreichend zu sichern, sobald die Narkose eingeleitet wurde. Wie das so ist, der Arzt weiß es besser. Und wieder eine Runde Fangen im OP, Ende vom Lied, ich wurde in ein künstliches Koma gelegt, für einen Mini Eingriff, der maximal dreißig Minuten dauern sollte, war ich fast fünf Stunden im OP und die Tortur im Aufwachraum, nach einer Vollbeatmung etc., erspare ich uns lieber, da will mein Körper nämlich gleich wieder in Panik geraten.

Mein Körper will leben, er will überleben und er wird immer und zu jeder Zeit eingreifen und verhindern, dass ihm das Leben genommen wird. Ich kann daran Nichts, rein gar Nichts ändern und ich weiß inzwischen, dass ich bei Weitem nicht die Einzige bin, die auf Medikamente derart reagiert. Und nicht nur auf Medikamente, sondern auch auf viele andere Situationen, in denen mein Körper sich daran erinnert, was er durchgemacht hat. Leider oder Gott sei Dank, manchmal bin ich da nicht so sicher, habe ich meine Psyche ja inzwischen ganz gut aufräumen können. Leider, weil ich die Situationen dadurch nicht erkenne, die brenzlig werden. Ich habe keine psychischen Reaktionen oder Triggerpunkte mehr diesbezüglich, außer es sind wirklich ungewöhnliche Situationen, die nicht alltäglich sind.

Wenn also mein Körper in einen Flashback kommt, bleibt mir Nichts anderes übrig als abzuwarten und diese sehr unangenehmen Situationen irgendwie durchzustehen, denn ich weiß größtenteils nicht, was der Auslöser war, zumindest nicht sofort. Andererseits bin ich aber auch froh, dass mir die psychische Komponente inzwischen erspart bleibt. Ich möchte mir nur sehr ungern vorstellen, wie es wohl wäre, wenn ich eine solche Situation im körperlichen und psychischen Flashback gleichzeitig verbringen müsste. So bleibe ich zumindest klar im Kopf und kann mich verbal noch äußern, auch wenn die Ärzte das gerne überhören, außer natürlich, ich befinde mich in Narkose und spiele Fangen um den OP Tisch. Dann bin ich wohl nicht mehr ganz klar im Kopf, was ich fast ein bisschen bedaure, weil ich diese Vorstellung doch irgendwie absurd komisch finde. Das könnte jetzt als unangemessen betrachtet werden, aber Humor, und sei er auch tiefschwarz, kann manchmal eben auch helfen, nicht den Verstand oder sein Leben zu verlieren.

Krankheiten

Auch wenn viele Mediziner da anderer Meinung zu sein scheinen, ja, auch ein Mensch mit einer psychischen Erkrankung kann durchaus körperlich krank werden. Und nein, ich verfüge nicht über irgendwelche Superkräfte, die mein Immunsystem unüberwindbar machen und somit jede weltliche Erkrankung von vorneherein ausschließen.

Wie schon an anderer Stelle im Buch erwähnt, schieben manche Ärzte gerne jedes Symptom, jede Erkrankung auf meine PTBS. Bauchschmerzen? Psyche! Kopfschmerzen? Psyche! Muskelschmerzen? Psyche! Zahnschmerzen? Du ahnst es sicher – selbstverständlich auch die Psyche.

Mal abgesehen davon, dass es sehr unangenehm ist, weil man regelmäßig die erhoffte Hilfe und Linderung des Leidens verwehrt bekommt, hat dies noch einen anderen, sehr unschönen und nicht ungefährlichen Nebeneffekt. Man verliert den Bezug zu sich selbst und seinem Körper. Ich bin inzwischen so weit gewesen, dass ich, egal welche Symptome auftraten, sie von vorneherein schon auf die PTBS geschoben habe.

Ich selbst habe Beschwerden auch nicht mehr ernst genommen und abgetan als psychisches „Wehwehchen". Ich habe unbewusst das Verhalten der Ärzte übernommen und mich selbst nicht mehr wahrgenommen. Das ist nicht nur für den Moment unangenehm, weil man sich eben eine lindernde Behandlung verweigert, sondern kann, wie in meinem Fall, auch böse Konsequenzen haben.

Ich habe leidenschaftlich gerne getanzt. Vor Allem lateinamerikanische Tänze hatten es mir angetan. Eines Tages, nach einem sehr ausgiebigen Salsa Wochenende, konnte ich nicht mehr laufen. Meine linke Hüfte, mein linkes Bein machten nicht mehr mit. Ich hatte Schmerzen, knickte ständig ein, kurzum eine richtig blöde Situation.

Ich war im Krankenhaus, bei niedergelassenen Orthopäden und beim Hausarzt. Erst hieß es, ich hätte wohl eine Entzündung im Gelenk, und solle absolute Bettruhe halten, nach drei Monaten kam man endlich auf die Idee, mich ins MRT zu schieben. Weitere vier Wochen vergingen, bis zur Auswertung der Bilder, die angeblich keinen eindeutigen Befund zeigten.

Wohlgemerkt, war ich zu diesem Zeitpunkt seit vier Monaten auf ärztlichen Befehl, Bettlägerig, damit sich die vermutete Entzündung nicht ausbreiten würde. Nur das die Ruhigstellung keine Besserung brachte, im Gegenteil, mein Zustand verschlimmerte sich und ich spürte und äußerte sehr deutlich, dass da was nicht stimmen konnte.

Nach Durchsicht der MRT Bilder, wurde mir allerdings freundlich mitgeteilt, dass ich kerngesund sei, aufhören solle zu simulieren und die Gehstützen zur Seite legen könne. Weiterhin wurde mir nahe gelegt, einen Therapeuten aufzusuchen, der mir bei meiner PTBS ein bisschen weiter hilft, damit ich nicht mehr so tun müsse, als könne ich nicht laufen.

Warum erzähle ich diese Geschichte? Nun, zum einen wurde einige Monate später, von einem unabhängigen Orthopädieprofessor, sehr wohl ein mechanischer Schaden auf den MRT Bildern erkannt, der durch gezielte Krankengymnastik abgemildert hätte werden können. Zum anderen war mein Gelenk, nach den vier Monaten Bettruhe, komplett verwachsen, die Kapsel eingeschrumpft, die Muskulatur im Bein nicht mehr vorhanden und ich saß vorübergehend im Rollstuhl.

Da schon während der vier Monate immer wieder Bemerkungen seitens der Ärzte kamen, dass ich nur simulierte, und das MRT letztendlich nur angeordnet wurde, um mich zu überführen, mit meiner Simulation, wurde die Möglichkeit verpasst, mir eine Behandlung zu kommen zu lassen, die mich wahrscheinlich nach sechs Wochen wieder halbwegs auf die Beine gebracht hätte.

Stattdessen habe ich eine schwere Gehbehinderung zurück behalten, mein komplettes Bein und das restliche Skelettsystem sind verschoben und ich kämpfe jedes Jahr mit weiteren körperlichen Spätfolgen, die mich irgendwann dauerhaft in den Rollstuhl bringen werden. Das hätte verhindert werden können, wenn man weniger auf den Stempel auf meiner Stirn und mehr auf die, in der Realität vorhandenen Symptome eingegangen wäre.

Eine PTBS oder auch eine andere psychische Erkrankung, bedeutet nicht automatisch eine Immunität gegen andere Erkrankungen. Und so lange keine Ausschlussdiagnostik erfolgt ist, ist es grob fahrlässig und grenzt an unterlassener Hilfeleistung, den Patienten wegzuschicken und sich selbst zu überlassen. Denn selbst, wenn es ein psychosomatisches Problem wäre, ist der Leidensdruck dennoch gegeben und bedarf einer Hilfestellung. Ganz abgesehen davon, dass tatsächlich der Bezug zum eigenen Körper und Empfinden abhandenkommt und ich für meinen Teil inzwischen lieber gar nicht, als einmal zu viel zum Arzt gehe. Wozu diese Tortur, wenn ich am Ende sowieso nur beim Therapeuten lande?

Kampf

Ein oder mehrere traumatische Erlebnisse zu überleben ist doch nun wirklich hart genug. Es kostet so unglaublich viel Kraft, Energie und Tränen, um sich wieder in die Spur des Lebens zurück zu kämpfen. Es ist harte Arbeit und da reden wir noch gar nicht davon, die Geschehnisse zu verarbeiten.

Dann, wenn man halbwegs wieder klar im Kopf ist, wenn man scheinbar wieder fest im Sattel sitzt, bemerkt man, dass das Erlebte nicht ohne Folgen geblieben ist. Vielleicht trägt man Wunden oder Narben auf der Seele zurück, vielleicht aber auch tatsächlich auf dem Körper. Ist das nicht ungerecht?

Ich habe mich durch eine harte Zeit hindurchgekämpft, eine noch härtere Zeit mit der Aufarbeitung der Erlebnisse zugebracht. Habe mir Alles angeschaut und versucht zu begreifen, was passiert ist, was es für Folgen hatte und mich damit ausgesöhnt.

Natürlich waren einige dieser Schritte zum damaligen Zeitpunkt nicht ganz freiwillig, zumindest anfangs waren sie notwendig, um überhaupt existieren zu können. Doch nach und nach, als ich bemerkte, dass es mir besser ging, hängte ich mich voll rein in die Arbeit, in der Hoffnung, Alles irgendwann einfach vergessen zu können und mich wichtigen Dingen im „Heute" widmen zu können.

Und wozu das Ganze? Um zu merken, dass ich „Schädigungen" davon getragen habe, die mich jeden Tag meines Lebens daran erinnern werden, was passiert ist? Wie soll man da vergessen können? Wie soll man das Leben genießen können, wenn man immer wieder vor Augen hat, was man überlebt hat?

Das hört sich jetzt vielleicht verbittert an oder als würde ich Jammern, das klassische Opfer eben. Aber so möchte ich das nicht verstanden wissen. Es ist der Gedankengang, der letztendlich verdeutlichen soll, dass der Kampf niemals endet.

In Wahrheit ist es so, er fängt eigentlich erst sehr viel später an, als vielen Menschen bewusst zu sein scheint. Eine Gefahrensituation zu überleben ist eine sehr harte Nummer und sie erfordert wirklich Alles, was man zu geben hat. Aber ehrlicherweise muss ich dazu auch bekennen, ich selbst hatte es nicht in der Hand, ob ich überlebe oder sterbe. Das waren keine bewussten Entscheidungen, zu denen ich aktiv etwas hätte beitragen können.

Der Dank gebührt allein meinem Körper, der Unglaubliches leisten musste und auch meiner Seele, die ihrerseits unwahrscheinliches geleistet hat. Ich selbst, bin in den Kampf erst eingestiegen, als alles vorbei war. Das ich im entscheidenden Moment überlebte, ist also nicht mein Verdienst. Dass ich seitdem jeden Tag weiter lebe, hingegen schon und das ist manchmal wirklich eine unmenschliche Kraftanstrengung und verlangt mir Alles ab, was ich an Energien aufbringen kann.

Dieser Kampf, wird täglich neu entschieden und ich bin immer wieder dankbar, wenn ich ihn für mich gewinnen kann. Auch wenn es manchmal nur Teilsiege sind. Das ist auch der Grund, warum ich ganz zu Anfang dieses Buches sagte, dass ein Weiterleben, wie vorher nicht möglich ist, dass es an manchen Tagen ein sehr dünner Faden ist, der letztendlich entscheidet, ob man nicht, vielleicht sogar viele Jahre später, doch noch als totes Opfer endet.

Ich werde diesen Kampf nicht aufgeben, ich bin stolz darauf, ihn bisher nicht verloren zu haben und ich freue mich auf jeden neuen Tag, weil er mir die Zuversicht gibt, dass es ein Morgen geben wird und ein übermorgen, ein nächste Woche, ein nächsten

Monat, sogar ein nächstes Jahr. Was ich inzwischen allerdings aufgegeben habe, ist der Kampf an zweiter Front, gegen die Menschen und ihre manchmal doch sehr überzogenen Erwartungen, wie mein Überleben auszusehen hat.

Dies mag vielleicht undankbar oder unfair klingen, schließlich bin ich ja wirklich ziemlich seltsam und sollte da Verständnis für die Reaktionen haben, die ich auslöse. Und ich weiß nicht, wie oft ich mir schon anhören musste, dass ich wohl kränker bin, als angenommen, weil ich keine Sozialkontakte mehr pflege. Aber ganz ehrlich, mir ist es inzwischen egal geworden.

Ich habe nicht die Kraft für zwei Schauplätze. Ich spüre, wie mein Körper und auch meine Seele, inzwischen müde geworden sind. Ich kann ihnen und auch mir, mit jedem vergangenen Tag mehr ansehen, wie die Kräfte schwinden und wie wir alle drei abbauen.

Ich bin erst vierzig Jahre alt, ich habe noch eine ganze Zeit vor mir und ich möchte diese Jahre so verbringen, wie ich das für richtig halte und vor Allem, so Symptomarm wie möglich, um meine Kräfte und Ressourcen zu schonen. Aus mir spricht daher nicht wirklich Verbitterung, es ist auch nicht mangelndes Verständnis, sondern er handelt sich auch hier vielmehr um eine Überlebensstrategie, denn darauf bin ich nun Mal programmiert, das Überleben.

„L" wie

Lebensqualität

Für jeden Menschen bedeutet Lebensqualität wohl etwas anderes. Es hat sehr lange gedauert, bis ich herausgefunden habe, was das Leben für mich lebenswert macht und wie ich möglichst viel Lebensqualität erreichen könnte, trotz meiner Erkrankung. Unglücklicherweise lebe ich in Deutschland, wo es sehr schwierig ist, so zu leben, wie ich es bräuchte um halbwegs vernünftig durchs Leben zu kommen.

Ein ganz großer Punkt ist, dass ich möglichst reizarm leben muss um mich halbwegs über Wasser zu halten.

Viele Menschen, viel Lärm, viele Lichter, viel Verkehr, viel von irgendwas, verschlimmern meine Symptome, warum das so ist, erkläre ich dir später, im Kapitel „Reizüberflutung".

Hinzu kommt, dass ich in Rente bin, daher viel Zeit habe, aber wenige Kapazitäten. Mein Geist ist hellwach und braucht Beschäftigung, ich brauche eine Aufgabe, die mich fordert, ohne zu überfordern. Nichts ist Schlimmer als Stillstand, ohne Input macht sich mein „Schwarz" sehr schnell bemerkbar und das kann tödlich enden.

Natürlich ist es um mein Selbstbewusstsein nicht allzu gut bestellt. Ich bin seit Jahren in Rente, ich leiste Nichts mehr, zumindest Nichts, wofür ich mir selbst Anerkennung oder Respekt zollen könnte. Der tägliche Überlebenskampf ist eine Notwendigkeit, das zählt also nicht.

Und last but not least, möchte ich natürlich auch das Gefühl haben, dass sie dieser Überlebenskampf in irgendeiner Weise lohnt. Was bringt es zu überleben, wenn ich nur in der Wohnung hocke und versuche den Tag rum zu kriegen? Für viel mehr reicht es an manchen Tagen nicht, schon allein, weil mein Körper nicht mehr so richtig mitmacht, aber das kann doch nicht alles gewesen sein, oder?

Dann kommt noch hinzu, dass ich auf jeden Fall Selbstständig und Selbstbestimmt leben möchte, weil das für mich einfach zwei sehr sensible Themenbereiche sind. Gerade unter dem Aspekt, dass ich auch körperlich angeschlagen bin und nicht weiß, wie lange mir das noch möglich sein wird, bzw. überzeugt davon bin, dass ich meine Verfassung unter bestimmten Umständen durchaus länger stabil halten könnte.

Letztendlich habe ich für mich zwar herausgefunden, was mir deutlich mehr Lebensqualität geben könnte, doch ich habe aktuell noch keinen Weg gefunden, dies legal in die Realität umzusetzen. Ich bin ein sehr Naturverbundener Mensch, in der Natur kann ich zur Ruhe kommen, dort fühle ich mich frei. Ich liebe Tiere und Pflanzen, ich liebe es mit meinen Händen zu bauen, zu werkeln. Ich habe eine Leidenschaft für Kräuter, für Gemüse und Nichts entspannt mich mehr, als in der Erde zu buddeln oder mich kreativ zu betätigen. Ich kann mit der Schnelllebigkeit, der Hektik und dem Druck unserer heutigen Zeit einfach nicht mithalten, das habe ich ja inzwischen eingesehen, aber wo ist dann mein Platz, wo kann ich so leben, dass es für mich lebenswert, erstrebenswert und gleichzeitig auch qualitativ erfüllend wäre? Nun, wenn ich mir meine Voraussetzungen, meine Neigungen, meine Fähigkeiten, Interessen aber auch Handicaps und Einschränkungen anschaue, dann weiß ich sehr genau, wo mein Platz sein müsste. Nur wie schon erwähnt, lebe ich in Deutschland, wo man nicht frei leben darf, wie man das vielleicht nicht nur möchte, sondern es tatsächlich eine lebenswichtige Notwendigkeit wäre.

Wenn ich frei entscheiden dürfte, wenn ich die Wahl bekäme, wenn ich einen Wunsch frei hätte, wenn der Staat zu mir kommen würde und mich fragen würde, ob er mir irgendwas Gutes tun kann, ob er mir eine Hilfe anbieten kann, die mein Leben und letztendlich meinen Leidensdruck erleichtern würden, dann würde ich darauf wie folgt antworten:

Bitte gebt mir ein Stückchen Land, ein kleines Eckchen im Wald, oder die Genehmigung, in meinem Garten leben zu dürfen. Ich brauche nicht viel, eine kleine Hütte, ein Häuschen, ein Wagen, oder etwas ähnliches, würde mir vollkommen ausreichen. Hauptsache ich habe dort Ruhe, Frieden, Platz in der Natur.

Ich möchte meine Kräuter und mein Gemüse anbauen und pflegen, ich möchte meine Tiere um mich haben. Ich möchte morgens aufstehen und wissen, ich habe heute eine kleine Aufgabe vor mir, sie ist für mich machbar und hilft mir wieder stolz auf mich zu sein und gibt mir eine Daseinsberechtigung. Ich möchte über offenem Feuer kochen dürfen, einfach nur, weil es ein bewussteres Zubereiten einer Speise ist, die ich selbst angebaut habe und weil ich endlich mal wieder das Gefühl hätte, selbst meinen Lebensunterhalt bestreiten zu können.

Ich weiß, ich bin zu langsam, zu kaputt um der Gesellschaft noch von Nutzen zu sein, aber bitte gebt mir die Möglichkeit, wenigstens mir selbst noch zu nützen. Auf meinem kleinen Fleckchen Erde, da wird sich niemand daran stören, dass ich nicht so funktioniere, wie ich müsste, da wird niemand mich komisch anschauen, weil mein Körper sich an Vergangenes erinnert.

Dort werde ich Niemandem zur Last fallen, weder ich, noch mein Paket, das ich mit mir trage. Auf meinem Stückchen Erde werde ich nicht zu langsam sein, weil ich alle Zeit der Welt habe, dort werde ich nicht zu krank sein, weil ich die Dinge auf meine Weise tun kann, dort werde ich mich nicht seltsam und krank fühlen müssen, weil ich meinen eigenen Rhythmus leben kann, unabhängig von dem Euren.

Bitte erlaubt mir doch endlich, diesen Platz in eurer Mitte zu verlassen und zwingt mich nicht dazu, weiter hier auszuharren, nur um mir immer wieder aufs Neue zu spiegeln, dass ich nicht dazu gehöre. Es ist okay, ich habe verstanden, dass ich nicht in euer Weltbild passe, dafür kann ich Nichts, ich habe mir meine Geschichte, meine Vergangenheit und das was sie mit sich brachten nicht ausgesucht.

Es war nicht meine Schuld, weder was passiert ist, noch das ich überlebt habe, aber ich bin nun Mal am Leben und wenn ich es mir schon nicht mehr möglich ist, so zu leben, wie ihr, dann lasst mich bitte so leben, wie ich es noch kann.

Ja, das würde Lebensqualität für mich bedeuten. Die Freiheit zu haben, mein Leben entsprechend meiner Fähigkeiten, Kapazitäten und Möglichkeiten aufzubauen. Meine Handicaps nicht mehr als Last und Hinderungsgrund sehen zu müssen, sondern endlich auch mit ihnen Frieden schließen zu dürfen, weil mein Leben an sie angepasst verläuft und ich nicht mehr jeden Tag aufs Neue gegen sie ankämpfen müsste, weil ein Leben in dieser modernen, schnellen, hektischen Welt, für mich unmöglich ist. Eben ein Automatikgetriebe, in einer Welt die für Schaltwagenfahrer konzipiert wurde.

Einen Querschnittsgelähmten würde doch wohl auch Niemand zwingen wollen, in einem Hochhaus, im 10. Stock, leben zu müssen. Ohne Fahrstuhl und der benötigte Rollstuhl kann unten im Keller geparkt werden. Klar ist das nicht dasselbe und man sollte Äpfel nicht mit Birnen vergleichen. Aber sollte es nicht die Möglichkeit geben, als gehandicapter Mensch, sein Leben so einrichten zu dürfen, dass es auf die eigenen, vorhandenen Ressourcen passt?

Ich habe die Hoffnung noch nicht aufgegeben, irgendwann diese Lebensqualität für mich erreichen zu können. Bis dahin verkrieche ich mich, zum Kraft tanken, so oft wie möglich in meinem Garten und träume davon, nicht mehr in die Stadt zurückkehren zu müssen.

Leistungsfähigkeit

Dieses Thema ist lange Zeit mein ganz großer wunder Punkt gewesen. Es hat sehr viele Jahre gedauert, bis ich mir selbst „verzeihen" konnte, dass ich eben nicht die Leistung erbringen kann, wie andere Menschen. Das dies nicht daran liegt, dass ich faul, phlegmatisch oder zu bequem bin, wie es mir so oft um die Ohren gedroschen wurde, bis ich es selbst glaubte, sondern an meiner Erkrankung.

Wie soll ein Körper, der ständig in Alarmbereitschaft ist, der sich rund um die Uhr im Fluchtmodus befindet, der schwer verletzt wurde und entsprechend vernarbt und gezeichnet ist, noch die Kapazitäten aufbringen, die ihm im ganz normalen Alltag abverlangt werden? Wenn ich mir die Gesamtheit der Symptome und deren Komplexität anschaue und mir dann vor Augen führe, welche enorme Belastung dies für meinen Körper und natürlich auch mich als Gesamtkunstwerk darstellt, dann fällt es mir ehrlich gesagt sehr schwer, zu behaupten, ich wäre nicht Leistungsfähig. Es ist schon richtig, ich kann nicht dieselben Leistungen erbringen, wie meine Mitmenschen, sei es im Beruf, in der Freizeit, im sozialen Miteinander, bei den alltäglichen Pflichten.

Ich befinde mich leider permanent in einem gesundheitlichen Ausnahmezustand, wo meine Leistungsfähigkeit, meine Aufmerksamkeit und ja, letztendlich auch mein Interesse, allein darauf ausgelegt sind, einen um den anderen Tag zu überstehen. Aber bin ich deswegen vermindert Leistungsfähig? Nicht wirklich, oder? Man könnte sagen, ich habe mir einfach ein anderes Betätigungsfeld gesucht, meine Prioritäten sind anders oder ich habe mich auf einen anderen Bereich spezialisiert. So oder so ähnlich würde man es wohl auf dem Arbeitsmarkt umschreiben.

In Wahrheit ist es so, dass ich jeden Tag sehr viel Energie und Leistung aufbringen muss, um mein Leben halbwegs am Laufen zu halten. Es tut mir leid, dass ich deswegen nicht mehr genügend Kapazitäten habe, um die Leistungen, auf die es in normalen Alltag ankommen würde, auch noch zu erbringen.

Natürlich würde auch ich gerne einem ganz normalen Arbeitsalltag leben, natürlich würde auch ich liebend gerne all die großen und kleinen gesellschaftlichen Verpflichtungen wahrnehmen, die ein geregeltes und harmonisches Miteinander in unserer Gesellschaft gewährleisten. Leider ist mir das inzwischen nicht mal mehr im Ansatz möglich.

Denn, je länger mein „Kampf" andauert, je länger ich mit meiner Erkrankung lebe, desto schwieriger wird es, die allein dafür erforderlichen Kapazitäten aufzubringen. Der Motor wird mit den Jahren wohl irgendwie müde und die ersten Verschleißteile gehen kaputt. Aber was will man denn auch von einer Maschine erwarten, die für 100 % Leistung im Dauerbetrieb konzipiert wurde, aber schon seit Jahren dauerhaft auf 200 % läuft?

Wie gesagt, ich habe sehr viele Jahre gebraucht, bis ich eingesehen habe, dass ich einfach nicht die Kraft habe, in allen Bereichen dieselbe Leistung zu erbringen. Ich habe es versucht, aber glaub mir, davon hat Niemand etwas. Ich nicht, aber auch die Gesellschaft nicht, die dann nämlich einspringen muss, wenn ich in meinem „speziellen Betätigungsfeld" versage und wieder so krank werde, dass ich nicht mehr allein klar kommen kann.

Sehen wir doch den Tatsachen mal ins Auge, ich werde mir, egal welchen Weg ich wählen würde, immer von Irgendwem anhören müssen, dass ich der Gesellschaft auf der Tasche liege. Sei es, weil ich so krank bin, dass ich dauerhafte Hilfe benötige, sei es, weil ich Geld fürs „Nichtstun" bekomme, sei es, weil Jemand der Meinung ist, ich würde auf der faulen Haut liegen.

Ich könnte es nicht richtig machen, damit Alle zufrieden sind. Letztendlich glaube ich, dass ich in erster Linie dafür die Verantwortung tragen muss, dass ich mein Leben so strukturiere um möglichst wenig Hilfe, egal welcher Art, in Anspruch nehmen zu müssen. Denn, so wenig wie ich etwas für meinen Zustand kann, so wenig kann auch die Allgemeinheit etwas dafür. Und es ist ein ziemlich beschissenes Gefühl, auf Zuwendungen und Hilfen angewiesen zu sein, in dem Wissen, dass man selbst Nichts zurückgeben kann, weil einem dafür einfach die Ressourcen fehlen.

Es ist also nicht nötig, mir oder auch anderen Erkrankten, immer wieder vor Augen zu führen, wie dankbar wir sein müssen, dass die Gesellschaft uns mitträgt und was für eine ungeheure Last wir eigentlich sind. Glaub mir, die Meisten von uns wissen das, ich weiß es jedenfalls und ich empfinde es als große Demütigung, weil ich keine Last sein will. Und weil ich jeden Tag Höchstleistung erbringe und mich dennoch Niemals selbst tragen kann.

Und noch eines weiß ich, auch von sehr vielen anderen Betroffenen: Viele von uns tun ihr Bestes um möglichst unsichtbar zu bleiben, weil es nicht gerade wenige Menschen gibt, die sich von unserer

Anwesenheit und Andersartigkeit, gestört fühlen. Was irgendwie traurig ist, wenn man die Umstände bedenkt, die uns gezeichnet haben.

„M" wie

Motivation

Jeder Mensch braucht einen Antrieb, einen Motor der ihn antreibt, eine Passion, kurz, eine Motivation. Was ist also meine Motivation, trotz aller Widrigkeiten immer weiter zu machen?

Ich glaube, es ist eine Mischung aus Hoffnung, Trotz, Glaube und wirklich tiefer Liebe zum Leben.

Hört es sich für dich seltsam an, jetzt wo du mich ein bisschen kennen gelernt hast, wenn ich dir sage, dass ich das Leben wirklich, aus tiefstem Herzen liebe? Ich weiß, von außen betrachtet mag es nicht sonderlich lebenswert aussehen, aber es ist mein Leben und ich bin unglaublich dankbar dafür, dass es nun schon sehr viel länger andauert, als ich mir je erträumt hätte.

Natürlich ist es nicht ganz so verlaufen, wie ich es vielleicht gerne hätte. Aber wenn ich an all die wertvollen und wunderschönen großen und kleinen Momente denke, die ich im Laufe der Jahre gesammelt habe. Wenn ich an all das denke, was in der Zukunft noch darauf wartet, von mir entdeckt und gelebt zu werden. Wenn ich zum Beispiel an das Gefühl von weichem Gras unter meinen nackten Füssen, oder den Geruch nach einem Sommerregen denke, dann spüre ich die Liebe zu meinem Leben und möchte noch sehr viele solcher Erinnerungen sammeln.

Ich glaube an die Dualität, daran, dass es immer zwei Seiten gibt und das diese sich letztendlich die Waage halten. Licht gibt es nicht ohne Schatten, Hell nicht ohne Dunkel, Wärme nicht ohne Kälte. Wenn ich nun dieses Prinzip auf mein Leben umlege, dann kann es Leid nicht ohne Freude geben, Schmerz nicht ohne Heilung, Hass nicht ohne Liebe und so weiter.

Ich glaube, ein sehr großer Faktor, der mich immer neuen Mut und Kraft schöpfen lässt ist, dass ich noch nicht genug Ausgleich gesammelt habe, für das, was in meinem Leben passiert ist. Ich bin absolut von der Dualität überzeugt und da ich sehr großes Leid, sehr viel Schmerz, sehr viel Hass, Gewalt und andere furchtbare Dinge in diesem Leben gesehen habe, weiß ich, dass da noch sehr viel Positives auf mich wartet. Die Waagschalen sind noch nicht ausgeglichen, daher kann diese Reise nicht zu Ende sein.

Lange Zeit spielte Trotz eine tragende Rolle in meiner Motivation. Wahrscheinlich gingen Trotz, Stolz und Sturheit hier letztendlich Hand in Hand.

Kein Mensch hat das Recht, so drastisch in den Lebensweg eines anderen Menschen einzugreifen und ihn zu verändern oder gar zu beenden. Leider geschieht dies dennoch all zu oft. Im Kleinen, wie auch im Großen.

Ich für meinen Teil, habe nie den Gedanken daran ertragen können, dass die Menschen oder Ereignisse, die meinen Lebensweg verändert haben, bzw. versuchten ihn zu zerstören, am Ende als Gewinner aus der Geschichte hervorgehen könnten. Ich habe diesen Menschen oder auch Erlebnissen, nie die „Genugtuung" gegönnt, dass sie erfolgreich gewesen sein könnten.

Das mag sich für Dich vielleicht komisch anhören, aber ich kann dieses Gefühl, dass ich da tief in mir trage, nicht besser in Worte fassen. Ich kann diese Menschen nicht ändern, ich kann die Dinge nicht ungeschehen machen, ich kann vergangene Ereignisse nicht einfach umschreiben und es liegt auch nicht in meiner Hand, die Schäden, die ich davon trug, gänzlich zu heilen.

Aber was ich beeinflussen kann, ist, ob all diese Dinge mein Leben so sehr zerstören, dass ich keinen Grund mehr sehe um weiter zu machen und ihnen damit kampflos das Feld überlasse. Und das war irgendwie nie eine ernsthafte Option.

„N" wie

Normalsein

Wie schnell ist es immer wieder daher gesagt: Was ist schon normal? Das sagt sich leicht, wenn man zum Großteil der Norm entspricht, da kann man sich ein oder zwei kleine „Ausrutscher", die vielleicht nicht ganz dem gängigen Bild entsprechen, gut leisten. Wenn du aber eher dem umgekehrten Bild entsprichst und dich daher deutlich von der breiten Maße abhebst, dann gewinnt dieses Wort eine ganz andere Bedeutung.

Dann kann es schon fast zum Zwang werden, in möglichst vielen Punkten der Normalität zu entsprechen oder ihr zumindest so nah zu kommen, dass die leichten Abweichungen nicht weiter ins

Gewicht fallen. Auch in diesen Punkt habe ich sehr viel Kraft und Energie gesteckt. Ich wollte so dringend einfach nur normal sein. Normal denken, normal handeln, normal fühlen, normal leben.

Wenn du dieses Buch bis hierhin gelesen hast, wird dir vielleicht schon aufgefallen sein, dass ein sehr großer Teil meines Überlebenskampfes darin bestand, so zu werden und zu leben, wie es die meisten Menschen tun. Ein ganz normaler Alltag, ganz normale Interessen, ganz normale Beziehungen, Freundschaften, Hobbies, Sozialkontakte, ein normales Leben eben, mit Allem was dazu gehört. Dieselben Dinge tun, dieselben Dinge fühlen, dieselben Dinge können, dieselben Dinge mögen. Einfach das Leben so zu führen, wie es in der heutigen Zeit eben geführt wird.

Natürlich ist da Platz für individuelle Abweichungen, aber im Großen und Ganzen wird uns ja praktisch schon in die Wiege gelegt, wie der Hase zu laufen hat. Und das scheint für viele Menschen ja auch ganz gut zu funktionieren, es gibt Struktur, Sicherheit, Zugehörigkeit etc.

Für mich hat es leider nicht funktioniert. Ich fühle mich schon mein Leben lang, als wäre ich auf dem falschen Planeten gelandet. Aus heutiger Sicht, kann ich schon nachvollziehen, warum ich mich so anders gefühlt habe, warum mein Weg irgendwie nie konform zu dem Weg anderer Menschen verlief.

Aber da sind wir wieder beim Thema Angenommen werden, Akzeptiert werden, Gut genug und vor Allem nicht Einsam zu sein. Das, was für andere Menschen ihre Normalität ist, entsprich schlichtweg nicht meiner Normalität. Wenn ich mir die Menschen in meinem Umfeld anschaue, dann teile ich, in den Meisten Fällen, weder ihre Werte, noch ihre Ansichten, ihre Interessen, ihre Prioritäten noch ihre Vorstellung vom Leben.

Versteh mich bitte nicht falsch, ich meine das völlig wertfrei und bewerte weder ihre noch meine Präferenzen. Ich stelle lediglich fest, dass ich da komplett anders zu sein scheine und damit wohl nicht der Norm entspreche und ihr auch gar nicht entsprechen kann. Das liegt wohl in der Natur der Sache.

Wenn wir verschiedene Menschen, aus verschiedenen Ländern, Kulturen, Gesellschaftsschichten und Lebenssituationen an einen Tisch bringen, dann werden deren Prioritäten und Lebenseinstellungen sich höchstwahrscheinlich in großen Teilen unterscheiden. Ihre Wahrnehmung von Normalität wäre schlichtweg nicht dieselbe, kann sie ja gar nicht, weil sie sich irgendwie in unterschiedlichen „Welten" bewegen.

Worauf ich hinaus will, dass was für uns „Normalität" ist, hängt sehr stark von der sozialen Prägung, dem Lebensstandard und der Gesellschaftsform bzw. Kultur ab, in der wir aufgewachsen sind. Nun, wenn ich mir mein Leben anschaue, dann ist meine soziale Prägung, mein Lebensweg ein komplett anderer, als es der Gesellschaft, in der ich lebe, für gewöhnlich, entspricht.

Ist es da wirklich verwunderlich, dass ich andere Prioritäten, Einstellungen, Interessen oder Bedürfnisse habe? In der Zeit, wo „normale" Kinder auf unsere Gesellschaft geprägt werden, in die Schule gehen, Freunde treffen, sozialen Austausch und den Umgang miteinander lernen. Wo sich gemeinsame Interessen entwickeln oder überhaupt die Zeit dafür ist, herauszufinden, was sie denn interessieren könnte, welche Neigungen und Talente sie haben, da habe ich ganz andere Entwicklungsschritte gemacht und daher eine andere Prägung erfahren.

Ich bin zwar in dieser Gesellschaft geboren, habe aber nie gelernt in ihr zu leben. Für mich sind daher vollkommen andere Dinge wichtig und normal, als für viele andere Menschen. Was sicher auch teilweise darauf zurück zu führen ist, dass ich theoretisch schon immer krank war, auch wenn ich das lange Zeit nicht wusste, weil die Symptome für mich zum normalen Alltag gehörten.

Das zu erkennen war mal wieder ein langer und mühsamer Prozess. Vielleicht kann man es ein bisschen mit den Versuchen vergleichen, von Menschen aufgezogene Wildtiere, wieder in ihr natürliches

Umfeld zu integrieren. Nachdem sie Jahrelang nur mit Menschen zu tun hatten, wird es ihnen schwer fallen, sich in der freien Wildbahn zurecht zu finden. Für sie ist es normal geworden, das sie in Sicherheit sind, ihr Futter regelmäßig gebracht bekommen und rundum versorgt werden. Das ist aber nicht die Realität und schon gar nicht die Normalität, ihrer wilden Artgenossen. Wenn diese Welten aufeinander prallen, welche Seite ist dann normal, welche muss sich anpassen?

Ganz logisch wirst du jetzt sagen, das Wildtier aus der Gefangenschaft hat eine ganze Menge zu lernen. Das ist von außen betrachtet völlig richtig, aber erklär das mal dem armen Tier, dass alles, was es kennt und bisher gelebt hat, eigentlich nicht normal ist und dass es jetzt bitte so zu funktionieren hat, wie seine Artgenossen, schließlich ist es jetzt ein freies Tier und hat sich auch so zu verhalten.

Es mag Fälle geben, wo dies funktioniert, aber es gibt eben auch andere Fälle, da ist die Prägung so nachhaltig, dass sie unumkehrbar ist. Natürlich bin ich kein Wildtier, das in Gefangenschaft aufgewachsen ist und dann auf die Artgenossen losgelassen wurde, das ist mir schon klar. Aber dennoch glaube ich, dass dieses Beispiel eine Ahnung davon vermitteln kann, warum es mir so schwer fiel, die Normalität zu leben bzw. sie als meine anzuerkennen oder zu teilen.

„O" wie

Opferrolle

Eine der allerersten Lektionen, die einem in einer Therapie nähergebracht werden ist: Komm aus deiner Opferrolle raus.

Ein sehr sinnvoller und stimmiger Ansatz. Solange ich mich selbst als das klassische Opfer sehe, brauche ich keine Verantwortung für mein weiteres Leben zu übernehmen, und gelange weder meine Stärke, noch die Kontrolle über mein Leben zurück.

In der Theorie also durchaus eine wichtige Lektion, die ich für mich sehr schnell verinnerlicht hatte. Ich war ein Opfer, ja und das ist richtig scheiße, aber, es ist vorbei, also bin ich kein Opfer mehr und werde selbstverständlich hart daran arbeiten und höllisch aufpassen, nie wieder ein Opfer sein zu müssen. Ich habe so gut es mir möglich ist, die Verantwortung für mich und mein Leben übernommen und tue nach bestem Wissen und Gewissen, was das Richtige für mich ist.

Was ich allerdings unterschätzt habe und was mich jedes Mal vor Wut aus der Haut fahren lässt, ist wie die Gesellschaft mit ehemaligen Opfern umgeht. Wie kann mir erzählt werden, ich müsse aus meiner Opferrolle raustreten, müsse die Verantwortung übernehmen, wenn die Menschen mich doch immer noch als Opfer sehen und mich dementsprechend behandeln?

Du möchtest ein Beispiel? Okay. Nehmen wir einmal an, Du hast Bauchschmerzen, Kopfschmerzen, Gliederschmerzen oder weiß der Geier was. Du gehst zum Arzt, der untersucht dich, stellt dir eine Diagnose, vielleicht verschreibt er dir ein Medikament, du kannst nach Hause gehen, alles gut gegangen.

Nun gehe ich zum Arzt, selbe Beschwerden, selber Arzt, selbe Vorgehensweise, natürlich dasselbe Ergebnis, richtig? Falsch!!!

Es fängt bereits damit an, dass mein Körper ein paar Eigenheiten aufweist, die eben nicht der Norm entsprechen. Durch meine Erkrankung ist mein Nervensystem permanent überstimuliert. Arztbesuche sind ein Stressfaktor, der mein Nervensystem gerne mal in Aufruhr versetzt.

Ergebnis: Ich zittere, ich schwitze, ich bin aufgeregt - der Arzt bemerkt dies natürlich. Nun muss man dazu sagen, mein Körper spinnt, nicht ICH. Ich erkläre dem Arzt also ganz locker, er solle die Symptome einfach ignorieren, sie seien bei mir normal, Diagnose PTBS, ist also nicht weiter wild. Und was passiert dann?

In 90 % der Fälle senkt sich der Blick des Arztes auf seine Unterlagen, geschäftig kritzelt er irgendwas in seinen Notizen. Dann folgt der unausweichliche mitleidige Blick in meine Richtung. „Also, meine Liebe, ich glaube, wir haben hier kein medizinisches Problem. Ich weiß, Sie haben ein bisschen Bauchweh, aber meinen Sie nicht, das könnte andere Ursachen haben, hmmm? Haben Sie denn einen Therapeuten, mit dem Sie mal reden könnten?"

Ich merke, wie mir die Farbe aus dem Gesicht fällt, vor Wut. Denn inzwischen spricht dieser Mensch mit mir, als wäre ich dem Kindergarten noch lange nicht entwachsen und es ist mir tatsächlich schon passiert, dass ich im Anschluss das Süssigkeitenglas hingehalten bekommen habe um mir einen Lolli zu nehmen, weil ich ein tapferes Mädchen war.

Ich bin eine erwachsene, mündige Frau, mittlerweile im besten Alter angekommen und muss mich wie ein unmündiges Kleinkind behandeln lassen. In solchen Momenten fühle ich mich zum Opfer degradiert, vollkommen egal, wie ich selbst mich sehe.

Dieser Mensch, der es schon von Berufswegen her besser wissen sollte, spricht mir meine Sichtweise einfach ab und katapultiert mich zurück. Ebenfalls in 90 % der Fälle, gehe ich ohne Untersuchung, ohne Diagnose und ohne Medikamente, dafür aber mit dem gutgemeinten Rat, mir psychologische Hilfe zu suchen, und einer unbändigen Wut im Bauch, wieder meiner Wege.

Eine Diagnose zu haben, heißt nicht, dass mein Körper zu einem Superhelden mutiert ist und vor sämtlichen weltlichen Krankheiten geschützt ist. Auch ein Mensch wie ich, kann durchaus ganz gewöhnliche Krankheiten entwickeln, die aber weder entdeckt, noch behandelt werden, wenn sie ohne jeglichen Beweis auf die Psyche geschoben werden, aber das nur mal so am Rande.

Ich selbst weiß, ich war mal ein Opfer, ich weiß auch, dass dies seine Spuren hinterlassen hat, die für andere nicht unbedingt Nachvollziehbar sind.

Aber, ich weiß auch, ich bin heute kein Opfer mehr und will verdammt nochmal auch nicht so behandelt werden! Ich bin ein menschliches Wesen, unperfekt, unvollkommen, ein bisschen verschroben und seltsam, aber dennoch ein menschliches Wesen, mit dem im Grundgesetz verankerten Recht darauf, dass meine Würde unantastbar ist. Da steht nirgendwo, dass ich normale Standards erfüllen müsste. Das ich irgendwann zum Opfer wurde, ist Teil meiner Lebensgeschichte, aber eben nur ein Teil, es macht mich als Mensch nicht aus, genauso wenig, sie meine PTBS dies tut.

„P" wie

PTBS

Ich habe lange überlegt, ob ich hier an dieser Stelle, die ganze wissenschaftliche Abhandlung und Bandbreite, die hinter dieser Diagnose steckt, aufführen sollte. Da dieses Buch aber persönlicher Natur ist, werde ich mich auf eine kurze, sehr allgemeine Beschreibung der Erkrankung beschränken und dann auf die Auswirkungen für mich persönlich eingehen.

Eine Posttraumatische Belastungsstörung ist, wie der Name schon sagt, eine Reaktion auf ein traumatisches Erlebnis oder auch mehrere. Es gibt verschiedene Verlaufsformen, Schweregrade etc. und so vielfältig, wie die Menschen sind, sind auch die Symptome und Symptomkomplexe, die mit dieser Erkrankung einhergehen können. Einige Symptome sind klassischerweise immer vertreten, aber insgesamt kann das Krankheitsbild dennoch von Fall zu Fall stark variieren.

In meinem Fall sprechen wir von einer chronischen, komplexen PTBS. Ich war also in meinem Leben häufiger extrem belastenden, lebensbedrohlichen Situationen ausgesetzt, die selbstverständlich ihre Spuren hinterlassen haben.

Was ich sehr lange nicht wusste, ist, dass ab einem gewissen Grad der Erkrankung, die Schädigung nicht mehr vollständig zu beheben ist. Was heißt das für mich?

Nun, einige der Geschehnisse sind zu einem Zeitpunkt in mein Leben getreten, zu dem mein Gehirn sich noch mitten in der Entwicklung befand. Durch die ungewöhnlichen Belastungen, die mein Gehirn damals durchleben musste, haben sich manche Bereiche, die besonders dringend benötigt wurden, besser ausgebildet, als es normalerweise der Fall wäre. Dafür sind andere Bereich ein wenig vernachlässigt worden, weil sie für das Überleben damals nicht so relevant erschienen. Wie macht sich das heute bemerkbar?

Zum einen habe ich, wie schon an anderer Stelle erwähnt, ein sozusagen „hyperaktives" Nervensystem. Mein Hormonhaushalt, vor Allem in Bezug auf Stresshormone, wie Beispielsweise Adrenalin, ist also ein bisschen zu fleißig. Dafür funktioniert die Reizweiterleitung von Bildern, Erfahrungen etc. nicht ganz so gut, weil der Bereich, der zum Bearbeiten notwendig wäre, nicht ganz so schnell arbeitet, wie gewünscht.

Meine Symptome sind daher vielfältig und reichen von den psychischen „Klassikern" wie Albträumen, Flashbacks, Ängste, Misstrauen, Minderwertigkeitsgefühlen, Depressionen etc. bis hin zu körperlichen Symptomen, wie Panikattacken, Reizüberflutung, Migräneanfällen, Schmerzen, Schluckstörungen, Zittern usw.

Tatsächlich ist es bei mir inzwischen so, dass meine körperlichen Symptome sehr viel offensichtlicher und schwerer zu tragen sind, als meine psychischen. Ich bin unglaublich dankbar dafür, dass ich ein relativ „normales" psychisches Empfinden habe, was das Ergebnis sehr langer und sehr harter Arbeit ist. Geheilt werde ich nie sein, dass muss ich auch nicht und das wäre auch zu viel erwartet. Aber ich habe glücklicherweise inzwischen einen recht geringen Leidensdruck, was die psychischen Schäden anbelangt. Trotzdem hört die Arbeit nie auf. Als unheilbar zu gelten, heißt nicht, dass es nicht immer noch Verbesserungen zu erreichen gibt. Aber es ist ein langwieriger Prozess, mit sehr kleinen Zielen und Erfolgen.

Positives Denken

Mein Motor, neben der Liebe, ist das positive Denken. Ich bin überzeugt davon, dass ich schon lange nicht mehr am Leben wäre, wenn ich mir nicht irgendwann die Gabe des positiven Denkens angeeignet hätte. Wenn einem die Sonne aus dem Allerwertesten scheint, und einen das Leben reich beschenkt, ist es vergleichsweise einfach, positiv durch die Welt zu marschieren.

Ganz anders sieht das allerdings aus, wenn man eher mit einem ganzen Stapel von „goldenen Arschkarten" ausgestattet zu sein scheint. Dennoch, oder gerade deswegen, ist es umso wichtiger, an das Gute zu glauben, sich immer wieder selbst zu motivieren und ein Glas als halbvoll zu betrachten, auch wenn ganz offensichtlich nur eine müde Pfütze den Boden bedeckt.

Warum? Ganz einfach, wenn du Überlebende/r, von was auch immer bist, trägst du etwas in dir, was ich schlicht als „Schwarz" bezeichne. Es ist, als ob du einen Teil des Todes in dir trägst. Wenn du nun also im Außen alles negativ und schwarz betrachtest, wird der schwarze Anteil in dir immer stärker und wird dich irgendwann auffressen.

Für mich ist es zur Lebensaufgabe geworden, so viele schöne Eindrücke, Erlebnisse, Gedanken und Erfahrungen wie nur möglich zu sammeln, damit der bunte Teil, das Leben in mir, immer größer und gewaltiger bleibt, als es der schwarze Anteil ist.

Ein Mensch, der überlebt hat, hat nicht einfach überlebt, es ist keine Momentaufnahme, es ist danach nicht zu Ende. Das Überleben geht weiter, jeden Tag, für den Rest des Lebens.

Und plötzlich ist da dieser neue Anteil, dieses „Schwarz", das vorher nicht da war, und jetzt Raum fordert, viel mehr Raum, als gut wäre, weil man höllisch aufpassen muss, nicht doch am Ende den Kampf zu verlieren und ein totes Opfer zu werden.

Du siehst, es kann lebensnotwendig sein, positiv zu denken, positive Gefühle zu fühlen, zu erleben und bunte Farben wahrzunehmen. Und ja, ich bin überzeugt davon, dass man dies lernen kann, in dem Moment, wo man die Verantwortung für sich selbst wieder in die Hand nimmt, in dem Moment, wo das reine Überleben, hinter einem liegt, kann man unglaublich viele Dinge lernen, die einem einen gut ausgerüsteten Werkzeugkoffer an die Hand geben, für dunklere Zeiten.

Natürlich gibt es Tage, an denen „Schwarz" in mir die Oberhand gewinnt, diese Tage sind hart und dunkel und sinnlos. Dann kostet es unglaublich viel Kraft, die Farben zurück zu beschwören. Ich habe mir zum Beispiel ein paar Texte und positive Affirmationen dazu geschrieben und auf mein Handy aufgenommen, wenn es ganz hart wird, höre ich diese positiven Worte in der Dauerschleife an.

Oder ich zwinge mich dazu, Bilder zu malen, in den buntesten Farben, die ich finden kann, nur um die Farben visuell vor Augen zu haben und darauf zu warten, dass sie auf mein Inneres „abfärben" und Schwarz weichen muss. Dabei ist vollkommen egal, was ich male, Hauptsache es ist bunt. Es sind kleine, für dich vielleicht alberne oder unbedeutende Aktionen, aber sie können einen unglaublich wichtigen Unterschied machen, am Ende des Tages.

„Q" wie

Quälen

Eine Krankheit anzunehmen, sich mit ihr und sich selbst auseinander zu setzen, kann helfen, die Qual, die sie manchmal hervorruft abzumildern. Die PTBS tut weh, und ja, sie quält mich, mit ihren komplexen Symptomen und ihrer Hartnäckigkeit. Sie macht manchmal das Leben zur Qual, die einfachsten Handlungen zur Qual und auch das Miteinander mit anderen Menschen erleichtert sie nicht wirklich. Aber, diese Qual wird nicht unbedingt nur von ihr selbst ausgelöst.

In vielen Fällen war ich selbst es, der den Finger immer wieder in die verschiedenen Wunden legte. Das hört sich tatsächlich nicht sehr gesund an, oder? Ich will versuchen es dir zu erklären.

Das Gemeine ist, ich weiß ja schon immer, dass ich nicht bin wie die Anderen. Ich bin krank aber nicht dämlich und ich habe eine ausgezeichnete Beobachtungsgabe, kann also sehr wohl reflektieren, wo mein Verhalten, Denken, Handeln abweicht, von dem, was meine Mitmenschen so tun. Da ich aber nicht wusste, dass ich krank bin, habe ich immer gedacht, es liegt an mir und ich muss mich verändern, ich muss hart an mir arbeiten, ich bin nicht richtig wie ich bin, ich bin nicht gut, etc.

Wenn es also an mir liegt, dann muss ich härter arbeiten, perfekt funktionieren, mich verändern und darf auf keinen Fall versagen. Und wehe wenn doch, ich kann dir sagen, kein Mensch dieser Welt hätte die Macht, mich so fertig zu machen, wie ich selbst es immer wieder getan habe. Ich habe mich jahrelang selbst gequält, mir sehr viele Dinge verboten, mich selbst bestraft und immer wieder klein gemacht, weil ich das große Ziel einfach nicht erreichen konnte.

Ich habe mich immer wieder gefragt, was zur Hölle mit mir nicht stimmt, warum ich mein Leben nicht auf die Reihe bekomme, warum ich dies nicht kann, oder jenes auch beim hundertsten Versuch immer noch falsch mache. Kein Mensch hat mir so nachhaltig zusetzen können und war jemals so nah daran, mich zu zerstören, wie ich selbst. Ich war auf noch keine andere Person jemals so wütend, wie auch mich selbst.

Ich habe verdammt noch mal ÜBERLEBT, wie zur Hölle konnte ich dann bitte an solchen Kleinigkeiten scheitern? Oh, ich war zornig und das habe ich mich bei jeder Gelegenheit spüren lassen. Der kleinste Fehler und ich habe, natürlich nur bildlich gesprochen, auf mich eingeprügelt. Mein Selbstwertgefühl, mein Bild von mir, meine Meinung über mich selbst, waren unterirdisch.

Ich war Nichts wert, einfach zu blöd für Alles. Vertrauen in mich selbst? Ja na klar, wohin das führt, erlebte ich ja tagtäglich, wenn ich an den einfachsten Dingen kläglich versagte.

Das ist hart, oder? Wenn man sich selbst irgendwann eingestehen muss, dass man so mies mit sich selbst umgegangen ist, statt sich um sich zu kümmern, wenn es schon kein anderer tat.

Zu meiner Verteidigung muss ich sagen, ich wusste nicht, dass ich krank war, und ich war sehr einsam und noch sehr viel verzweifelter. Das ist natürlich nur eine sehr unzureichende Entschuldigung, aber ich habe mir, nachdem ich mich der PTBS auseinander gesetzt habe, verzeihen können.

Viele Dinge, an denen ich damals schier verzweifelte, waren tatsächlich Symptome meiner Erkrankung und ich weiß heute, egal wie sehr ich mich
selbst weiter gequält hätte, ich hätte sie nicht verändern können. Es war nicht meine Schuld und es
lag einfach nicht in meiner Hand.

„R" wie

Retraumatisierung

Dieses Thema ist ein absolutes Reizthema, für jeden PTBS Erkrankten und höchstwahrscheinlich
auch für viele, die sich von Berufswegen mit dem
Krankheitsbild befassen müssen.

Die Behandlung einer chronischen PTBS findet
auf sehr dünnem Eis statt. Sie erfordert Fingerspit-
zengefühl und eine wirklich vorsichtige Vorgehensweise, sonst kann es nämlich passieren, dass
man ein sehr großes Problem bekommt. Die Retraumatisierung ist praktisch das Damokles-Schwert,
das über dem Kopf eines jeden Betroffenen hängt.

Der PTBS liegt ja ein oder mehrere Trauma zu Grunde. Diese konnten, wie wir ja bereits besprochen haben, nicht richtig verarbeitet, sortiert, bewertet und abgelegt werden. Im Gehirn wurden die einzelnen Informationen praktisch an verschiedenen Stellen abgelegt. Sie sind also nur als Fragmente vorhanden.

Meiner ganz persönlichen Meinung nach, gibt das Gehirn sich sehr viel Mühe, die einzelnen Fragmente möglichst weit voneinander entfernt zu vergraben, damit sie sich ja niemals begegnen können, aber das ist nur meine kleine, zynische Spinnerei dazu.

Wenn es in der Therapie nun ums Eingemachte geht, wird praktisch versucht, diese einzelnen Fragmente zusammen zu suchen, sie zu einer einzigen Gesamterinnerung zusammen zu fügen und dann in die Vergangenheit zu integrieren. Ihr ein Stück weit den Schrecken zu nehmen und sie als Teil des Werdeganges zu akzeptieren.

Dies ist, wie du dir sicher vorstellen kannst, ein sehr mühsamer Prozess, der gut und gründlich vorbereitet und begleitet sein muss. Wenn da etwas schief geht, oder es nicht professionell abgefangen werden kann, hat man nämlich sonst unter Umständen das Problem, dass man die einzelnen Fragmente zusammensammelt, sie zu einem Ganzen zusammenfügt und dann die Bombe hochgeht.

Ein Trauma ist eine, von dem Betroffenen, als lebensbedrohlich wahrgenommene Situation, derer man sich nicht entziehen konnte und ihr hilflos ausgeliefert war. Diese Gefahr ist häufig nicht nur subjektiv wahrgenommen vorhanden, sondern real und tatsächlich erlebt. Stichwort Gewaltverbrechen, Naturkatastrophe, Vergewaltigung, Folter, Krieg etc.

Das diese Erinnerung in Fragmenten abgelegt wurde, hat also einen guten Grund. In seiner Gesamtheit, war diese Erinnerung nicht tragbar für die betroffene Person. Also liegt hier ein Bilderfetzen, dort ein anderer, hier ein Geräusch, dort ein Geruch und so weiter. Was passiert nun, wenn man all diese Fragmente wieder zusammen setzt? Richtig, die betroffene Person wird mit einem Schlag, zum ersten Mal seit dem Überleben, mit der Gesamterinnerung konfrontiert. Und das kann katastrophale Ausmaße haben.

Denn wenn die Person darauf nicht gut genug vorbereitet ist, oder der Therapeut es nicht schafft, den Bezug zur Realität herzustellen und den Kontakt zum Betroffenen zu halten, dann kann diese Konfrontation zu mächtig sein um sie auszuhalten.

Es kommt dann zu einer Retraumatisierung. Das eigentlich bereits überlebte Trauma, dass aufgrund der Schutzmechanismen praktisch in abgeschwächter Form abgelegt wurde, ist plötzlich in seiner ganzen, brutalen Gewalt aktiv.

Du kennst inzwischen einige der Symptome, die eine chronische PTBS ausmachen, kannst du dir vorstellen, was für eine Qualität zum Beispiel ein Flashback nun bekommen könnte?

Eine Retraumatisierung ist der Albtraum jedes PTBS Erkrankten, leider kommt sie aber allzu häufig vor. Sei es durch unzureichende Begleitung, durch mangelnde Vorbereitung, oder aber, durch eine erneute Gefahrensituation, wo theoretisch ein neues Trauma entsteht, was aber häufig leider auch zur Folge hat, dass die alten Geschichten ebenfalls auf der Bildfläche erscheinen.

Was auch immer die Retraumatisierung ausgelöst hat, leider ist es häufig so, dass das Krankheitsbild danach verstärkt ist, sich neue, andere Symptome zeigen können und diese neue Form dann noch sehr viel schwieriger wieder in den Griff zu kriegen ist, als es vorher schon der Fall war. Eine Retraumatisierung ist also der Horrorfilm unter den Horrorfilmen.

Und um die Frage zu beantworten, ja, ich kenne dieses Problem, ich wurde bereits mehrfach Retraumatisiert. Ich habe dir ja bereits erzählt, wie mein Gehirn strukturiert ist. Es ist nicht fähig, reale Gefahren zu unterscheiden, und es ist nicht immer in der Lage Situationen richtig zu filtern und abzulegen. Wenn ich also in eine wirklich blöde Situation gerate, eine Situation, die traumatisch verläuft, und wenn es auch nur ein noch so winziges Trauma ist, wird mein Gehirn immer wieder mit seinen PTBS Strukturen reagieren. Sobald mein Gehirn eine Situation als traumatisch einstuft, findet im Prinzip eine kleine, oder auch größere, Retraumatisierung statt.

Kannst du dir vorstellen, wie vorsichtig ich durchs Leben schleichen müsste, um dies zu verhindern? Es ist praktisch unmöglich. Ich müsste mein Leben lang in Therapie bleiben, um immer, wenn irgendwo eine Situation auftauchte, die auch nur entfernt traumatische Ausmaße hatte, zu überprüfen, ob mein Gehirn sie ordentlich verarbeiten konnte, oder ob ich mich mal wieder auf die Suche nach einzelnen Fragmenten machen muss.

Manchmal habe ich Angst, dass irgendwann mal ein Tropfen das Fass zum Überlaufen bringen könnte. Das mein Hirn dann einfach kapituliert, weil es einfach nicht mehr in der Lage ist, noch ein weiteres „Trauma" zu ertragen. Das ist eine sehr gruselige Vorstellung, zumal ich die Folgen nicht abschätzen kann, und es ehrlich gesagt auch gar nicht so genau wissen möchte.

Ich hoffe also einfach das Beste, was bleibt mir sonst übrig? Ich kann mich schließlich nicht komplett wegsperren und in Watte packen, nur damit nie wieder irgendwo eine blöde Situation auftaucht. Wobei ich zugeben muss, ich würde es wahrscheinlich ernsthaft in Betracht ziehen, wenn ich die Möglichkeit hätte. Ich hänge einfach viel zu sehr an meiner, doch relativ intakten Seele, als sie zu riskieren.

Reizüberflutung

Reizüberflutung, ist gerade in der heutigen, schnelllebigen Zeit, ein sehr heikles Thema. Überall blinkt es, überall Geräusche, Lichter, Menschen, Reize eben. Alles muss schnell gehen und manchmal überholen wir uns scheinbar fast selbst.

Für mich, bzw. mein Gehirn ist das eine wahre Tortur. Es kann die vielen Eindrücke, Bilder und Geräusche einfach nicht ausreichend filtern. Ich habe dir ja erklärt, dass bei mir die Weiterleitung im Gehirn etwas anders funktioniert, als bei einem normalen Menschen und ich weiß, dass es selbst ihnen manchmal nicht viel anders geht als mir.

Nur, dass bei mir die Grenzen sehr viel schneller erreicht sind und schon vergleichsweise kleine Reize, wie zum Beispiel beim Einkaufen am Nachmittag, oder Auto fahren in der Stadt, ausreichend sind, um mich kolossal zu überfordern. Ich werde dann extrem schnell müde, kann mich nicht mehr konzentrieren, mein Körper gerät unter enormen Stress und meine Symptome verschlimmern sich. Häufig sind Panikattacken und Unruhe die Folge und manchmal verliere ich dann sogar die Orientierung. Das Denken fällt mir schwer, ich bekomme migräneartige Kopfschmerzen, die Wahrnehmung verändert sich und mir wird schwindelig. Manches ist sicher auf Panikreaktionen zurück zu führen, die durch den erhöhten Stresslevel ausgelöst werden.

Aber in der Summe ist es leider tatsächlich so, dass ich mit den vielen verschiedenen Reizen nicht umgehen kann, weil sie nicht vorsortiert werden. Somit erreichen also nicht nur wichtige Informationen mein Gehirn, sondern ungefiltert alles, was ich wahrnehme.

Ich habe lange nach einem passenden Beispiel gesucht, wie ich dir einen ungefähren Eindruck vermitteln könnte. Stell dir vor, du stehst in einer Diskothek. Es ist voll, du stehst in einer Ecke, direkt neben dir dröhnt viel zu laute Technomusik aus einem mannsgroßen Lautsprecher. Du stehst so nah an dieser Box, dass du jede Vibration spürst und merkst, wie dein Herz langsam anfängt, den Takt dieser unfassbar lauten und schnellen Musik zu übernehmen, die dir direkt ins Ohr dröhnt.

Über dir wechselt die Lichtanlage, ebenfalls zum Beat, grell blinkend, alle paar Sekunden die Farbe. Mal blinkt es hier, mal blitzt es dort. Vor dir, bewegen sich unzählige Menschen, sie tanzen, zappeln, winden sich im Takt. Manchmal musst du ausweichen, weil dir sonst Jemand auf die Füße treten würde, manchmal kannst du es trotz aller Vorsicht nicht verhindern, dass du angerempelt wirst oder sich der Ellbogen von Irgendwem in dein Rippen bohrt.

Dein Nachbar oder Nachbarin beugt sich zu dir und versucht dich in ein Gespräch zu verwickeln und brüllt dir aus Leibeskräften in dein anderes Ohr, aber allein der Versuch kommt dir schon vollkommen bescheuert vor, bei diesem Lärm. Irgendwann stehst du da in diesem Chaos und es fühlt sich beinahe an, als wärst du all deiner normalen Sinne beraubt, als würden sie, vor dieser Extrembelastung einfach kapitulieren und du sehnst das Ende dieses Abends herbei, weil es dir ab einem gewissen Punkt einfach zu viel wird.

Das beschreibt so ungefähr, wie für mich schon alltägliche Situationen, wie zum Beispiel, viel Verkehr auf der Straße oder ein große Einkaufszentrum wirken können. Natürlich ist es ein bisschen Tagesform abhängig und wie ausgeruht ich bin, aber insgesamt ist es ein recht treffender Vergleich. Es gibt Variationen in der Intensität, aber faktisch gesehen ist diese Welt in der ich lebe, zu schnell für mich und ich brauche sehr ausgedehnte Ruhephasen, um mich dem wieder stellen zu können.

Und es gibt noch einen anderen Punkt, der verschärfend hinzukommt. Abgesehen von der Reizüberflutung, durch das scheinbare oder tatsächliche Chaos, ist es unmöglich in einer solchen Situation den Überblick zu behalten und Gefahren rechtzeitig zu erkennen.

Ich habe an anderer Stelle schon einmal den Vergleich gebracht, dass ich eine verdammt gute Antilope, in der afrikanischen Steppe, abgeben würde, mit meinen übersensiblen Sinneswahrnehmungen. Kein Löwe würde es schaffen, sich unbemerkt an mich heran zu schleichen, wenn ich den Überblick bewahren könnte.

Wenn aber um mich herum eine Horde Zebras, eine Horde Elefanten, Gnus, Gazellen und Nashörner durcheinander wuseln würden, dazu zieht dann noch ein ausgewachsenes Gewitter, mit Sturmböen und Hagelkörnern auf, dann würde auch ich dem Löwen zum Opfer fallen.

Für mich, ist es ungeheuer wichtig, den Überblick zu behalten. Eben weil ich nicht filtern kann und Reize schnell und ohne Umweg dort landen, wo eher instinktives Handeln gefragt wäre. Ich muss dann praktisch „manuell" eingreifen und versuchen mein Gehirn davon zu überzeugen, dass aktuell keine Gefahr droht, und instinktive Flucht gerade nicht die beste Option ist.

Das ist ein Prozess, der schnell gehen muss, weil mein Körper und meine Seele auf kleinste Anzeichen reagieren, die eine potentielle Gefahr darstellen könnten und mich von einer Panikattacke in die nächste jagen würden, bis ich in „Sicherheit" bin. Durch die fehlende Filterung im Gehirn, ist prinzipiell erst Mal alles gefährlich und lässt mein komplettes System aus der reinen Alarmbereitschaft in den Notfallmodus umschalten, wenn ich nicht bewusst eingreife, was bei einer solchen Flut von Reizen nicht möglich ist.

Wieder Mal ein sehr sinnvoller Mechanismus, wenn du eine Antilope bist, aber blöd, wenn du nur mal eben zum Discounter um die Ecke willst, weil dir die Milch ausgegangen ist. Abgesehen davon, dass dieser Zustand extrem anstrengend für mich ist. Es endet sehr häufig ist kompletter Erschöpfung auf allen Ebenen und ich brauche eine ganze Weile, bis ich mich davon erholt habe.

„S" wie

Stempel und Schubladen

Ist dir schon mal aufgefallen, dass es für so ziemlich Alles eine passende Schubladen gibt, in die man bequem einsortiert wird? Das macht das Leben unglaublich einfach. Die Kategorien sind breitgefächert, da ist sicher für Jeden was dabei. Sei der eigene Stil, die Glaubensrichtung, die Moralvorstellungen, die sexuelle Orientierung, das Lebensgefühl, der Job, die Freizeitaktivitäten, oder eben auch die körperliche bzw. psychische Verfassung. Wenn man selbst nicht so richtig weiß, in welche Schublade man denn nun eigentlich gehört, gibt es sicher irgendwo einen Menschen, der einem nur zu gerne weiterhelfen wird.

Ist ja auch schön kuschelig, so eine Schublade. Man ist sicher niemals alleine, denn dort wird man ja auf Gleichgesinnte treffen. Heutzutage sitzen wir nicht mehr im selben Boot, sondern in derselben Schublade. Theoretisch könnte das Leben jetzt wirklich ganz einfach sein, vorausgesetzt, man sitzt in der richtigen Schublade und denkt nicht weiter drüber nach. Und noch viel wichtiger ist, wenn man mal in eine Schublade einsortiert wurde, sollte man seine Anwesenheit bloß nicht hinterfragen oder anmerken, dass man doch lieber ein Individuum wäre, welches nicht nach allgemeingültigen Standards einsortiert sein möchte, sondern nach eigenen Gesichtspunkten.

Vor einiger Zeit habe ich mich mal ausführlicher mit Psychologie auseinander gesetzt. In keinem anderen Bereich ist es mir so nachdrücklich aufgefallen, wie starr die Schubladen in diesem Bereich sind. Und es ist vollkommen wurscht, wie sehr man sich sträubt, es gibt kein Entrinnen. Ich bin ein großer Fan von der ganzheitlichen Betrachtung: Körper, Geist und Seele spielen zusammen.

Was dann aber im Umkehrschluss heißt, dass es unmöglich ist, eine gemeinsame Schublade für auch nur zwei Menschen zu finden. Denn auch wenn bestimmte Symptome ein Hinweis sein können, so kann doch der persönliche Hintergrund ein vollkommen anderer sein, das persönliche Empfinden voneinander abweichen und überhaupt der Umgang mit bestimmten Situationen oder Begebenheiten stark variieren.

Wenn du in so einer Schublade steckst, oder diesen Stempel auf der Stirn trägst, dann glaubt jeder, der sich mit der Diagnose auskennt, oder auskennen müsste, dass er genau weiß, wer du bist, was du hast und welche Hilfen du brauchst. Du wirst als Individuum häufig nicht mehr wahrgenommen, geschweige denn ernst genommen, wenn du anderer Meinung bist. Das ist unglaublich frustrierend, denn ich bin ein durchaus vernünftiger Mensch, der sich klar artikulieren kann. Und ich lebe schon ziemlich lange mit mir selbst zusammen, man könnte also davon ausgehen, dass ich mich so ein bisschen kennen lernen durfte.

Es ist unglaublich demütigend, wenn mir aufgrund meines Stempels, mein gesunder Menschenverstand abgesprochen wird, wenn man mir meine Selbstwahrnehmung oder Selbstbestimmung absprechen möchte oder sich einfach über mich und meinen freien Willen hinweg setzt, weil ich ja schließlich krank bin und daher gar nicht wissen kann, was ich brauche.

Und weißt du, was ich dann regelmäßig zu hören bekomme? Das ich nicht krankheitseinsichtig sei, dass ich meinen Zustand verdrängen würde, dass es mir bei meiner Vorgeschichte schlichtweg nicht so gut gehen kann, wie ich sie das glauben lassen möchte. Es ist nicht möglich, dass ich bei klarem Verstand bin und solle endlich einsehen, wie hilflos und krank ich tatsächlich bin.

Auch im privaten Umfeld habe ich des Öfteren erlebt, dass die Leute sich veränderten, wenn sie von meiner Diagnose erfuhren. An dieser Stelle ein dickes Dankeschön an Tante Google und Wikipedia, was wären wir nur ohne Euch.

Mir ist durchaus bewusst, dass solche Kategorisierungen eine hilfreiche Methode der Ersthilfe sind. Irgendwo muss man ja anfangen einen Ansatzpunkt der richtigen Therapie zu finden. Unverständlich ist für mich nur, wie man so starr daran festhalten kann, auch wenn ein Patient überhaupt nicht ins gewohnte Raster passt. Wie kann man sich dann hinsetzen und versuchen die betreffende Person so zu bearbeiten, dass sie letztendlich doch passt?

Ein Mensch ist ein Individuum und wenn ich als Arzt, Psychologe oder Psychiater nicht so weit über den Tellerrand schauen kann, um dies zu erkennen und vor Allem auch anzuerkennen, dann habe ich da irgendwie meinen Beruf verfehlt. Das hat dann nämlich mit Hilfe nicht allzu viel zu tun. Wenn ich Symptome behandle, die gar nicht da sind oder im schlimmsten Falle einer Person einrede, dass sie da zu sein haben.

Und wenn schon die Fachleute solche Stempel verteilen und sich so verhalten, dann braucht sich kein Mensch darüber wundern, dass Betroffene so an den Rand der Gesellschaft gedrängt werden. Wie soll der Laie es denn besser wissen, wenn schon die Profis nur in ihren Schubladen herumwühlen? Ich möchte nicht behaupten, dass alle Profis so arbeiten, und es ist unumstritten, dass viele Krankheiten tatsächlich ähnliche Symptome oder einen ähnlichen

Verlauf zeigen. Aber es gibt unendlich viele Variationen und Abweichungen, die Grenzen sind nicht immer so klar und starr, wie es den Anschein hat.

Und ich finde, dass sollte berücksichtigt werden. Krank zu sein ist an sich schon schlimm genug, aber ich finde es eine Zumutung, wenn sich bestimmte Menschen dann anmaßen, mir zu erzählen, wie es mir geht oder wie ich mich in meiner Erkrankung zu verhalten oder einzuordnen habe. Und es ist eine beispiellose Respektlosigkeit, wenn ich nicht ernst genommen werde oder mir unterstellt wird, ich würde Lügen, wenn ich sage: „Hey, ich bin krank, aber ich liebe mein Leben und es ist lebenswert und bunt und überhaupt will ich jeden Moment in mich aufsaugen, weil es einfach gut tut. „

Selbstbestimmung/ Selbstständigkeit

Ich weiß natürlich nicht, wie es anderen Betroffenen geht, oder überhaupt anderen Menschen, die mit irgendwelchen Handicaps leben. Aber für mich ist das Thema Selbstverantwortung und damit auch die Selbständigkeit, ein sehr wichtiges Thema, das immer wieder präsent ist.

Mir persönlich ist Beides enorm wichtig und ich kämpfe wie eine Löwin dafür, sie mir zu erhalten, bzw. stellenweise auch sie zurück zu erhalten. Gar nicht so einfach, wenn man mit so mancher alltäglicher Begebenheit schon so seine Mühe hat.

Trotzdem finde ich, ab einem gewissen Punkt im Leben sollte man bereit sein, sich mit den Gegebenheiten zu arrangieren und die Verantwortung selbst zu tragen. Mir ist der Gedanke zuwider, dass andere Menschen oder übergeordnete Instanzen, darüber bestimmen, wie es für mich in meinem Leben weitergeht.

Wenn ich aber nicht selbst die Verantwortung für mich übernehme, wird es automatisch Jemand anderes tun müssen. Seien es Ämter, Ärzte, Therapeuten oder sonstige Helfer, die mir wahrscheinlich erst Mal nichts Böses wollen, aber ich empfinde ihr Eingreifen, sofern es nicht von mir selbst erbeten wurde, als übergriffig. Es nimmt mir die Freiheit und die ist mir das Wichtigste überhaupt.

Hinzu kommt, dass Übergriffe häufig, gerade in Verbindung mit einer PTBS, ein sehr heikles Thema sind. Denn irgendwann, irgendwo auf dem Lebensweg, einer an PTBS erkrankten Person, wurde ein Trauma ausgelöst, durch ÜBERGRIFFIGKEIT.

Wenn dir Gewalt angetan wurde, wenn du vergewaltigt wurdest, wenn Du einen Unfall hattest, wenn da ein Krieg tobte oder eine Naturkatastrophe, in jedem Fall wurden deine eigenen Grenzen verletzt und übertreten, egal ob von einer realen Person oder einem Ereignis. Es ist also kaum verwunderlich, dass gerade dieser Punkt ein sehr sensibles Thema ist, oder?

Ich möchte jetzt nicht falsch verstanden werden, ich bin stellenweise auf Hilfe angewiesen und bin froh, diese dann auch erhalten zu können. Aber eben wenn ICH entscheide, dass ich welche benötige und darum bitte. Es ist ein unheimlich wichtiger Fakt, dass mir Entscheidungen nicht einfach abgenommen werden, nur weil ich krank bin, sondern das ich die Wahl habe oder zumindest einbezogen werde.

Und vor allem werde ich nie wissen, wo tatsächlich meine Grenzen liegen, wenn ich sie nicht testen und vielleicht sogar mit der Zeit etwas erweitern kann, was aber nun Mal einen gewissen Freiraum, um sich auszuprobieren, voraussetzt.

Früher, war mir das gar nicht so bewusst, dass mir viele Entscheidungen oder Verantwortungen abgenommen wurden. Nicht nur aus dem persönlichen Umfeld, sondern eben auch von Ärzten etc. Ihr Eingreifen mag bis zu einem gewissen Punkt nachvollziehbar gewesen sein, aber andererseits, bin ich ein Individuum, eines das selbständig denken, fühlen, handeln möchte und auch kann. Das zu akzeptieren fällt so manch Einem sehr schwer, ich habe ja schließlich eine Diagnose.

Ich bin eine erwachsene Frau, die mitten im Leben steht. Was für ein Leben das ist, ist ja erst mal völlig egal, es ist mein Leben und es ist das einzige Leben was ich habe. Da hat, für mein Empfinden, kein Mensch das Recht, darüber zu urteilen oder mir ungefragt rein zu reden, das verbietet der Respekt mir gegenüber. Hilfe zu benötigen und darum zu bitten, ist keine Schande, aber wenn man mir dann jegliche Selbstbestimmung oder die Fähigkeit mein Denken, Handeln und Fühlen zu reflektieren, absprechen will, dann suche ich mir die Hilfe eben woanders oder schlimmstenfalls gar nicht.

Mal Hand aufs Herz, würdest du um Hilfe bitten, wenn du weißt, die Konsequenz daraus ist, dass du praktisch entmündigt wirst und man dir weder zuhört, noch dich ernst nimmt? Ich bin ein großer Fan von Hilfe zur Selbsthilfe. Ich bin mehr als bereit und gewillt, die Verantwortung für mich selbst zu übernehmen, meine Selbständigkeit zu erhalten und wenn notwendig sogar auszuweiten.

Wozu ich aber nicht bereit bin ist, nicht nur den täglichen Kampf gegen mich selbst, bzw. meine Krankheit führen zu müssen, sondern mich auch noch ständig rechtfertigen oder verteidigen zu müssen, um das, was ich mir erarbeitet habe, erhalten zu können. Das ist doppelte Energie, die da aufgewendet werden muss und Energie ist ein kostbares Gut.

Jeder Mensch ist ein Individuum, mit vielen eigenen Erfahrungen, Ansichten und Besonderheiten, die Beachtung finden sollten, um gemeinsam einen Weg zu erarbeiten, der passend und stimmig ist. Und manchmal muss man eben auch akzeptieren, dass nicht jede Art der „Hilfe" auch für jeden Menschen gleich gut funktioniert.

Auch ich, trotz meiner Erkrankung, habe ein Mindestmaß an Respekt verdient und möchte nicht einfach übergangen werden, wenn es doch um mich und mein Leben geht.

Scham und Schuld

Empfinde ich Scham? Ein eindeutiges Ja. Und was ist mit Schuld? Ja, die empfinde ich auch. Häufig ist es eine Mischform, wo sich gar nicht so genau differenzieren lässt, welches Gefühl ich gerade vorrangig fühle.

Das ärgert mich manchmal sehr, weil ich eigentlich davon überzeugt bin, dass ich keinen Grund habe, mich zu schämen oder gar schuldig zu fühlen.

Aber manchmal sind Gefühle so tief in uns verwurzelt, dass es sehr schwer ist, sie wieder los zu werden.

Ich schäme mich, weil ich eben nicht jedem Menschen erklären kann und möchte, was mit mir los ist. Mir wäre es lieber, ich könnte einfach so leben wie ich bin, ohne meine Erkrankung oder das was sie mit sich bringt, immer wieder thematisieren zu müssen.

Eigentlich möchte ich doch einfach nur mein Leben leben dürfen, so wie es eben für mich noch möglich ist. Ich tue doch Niemandem weh oder Schaden zufügen. Ich gebe mir jeden Tag aufs Neue Mühe, ein guter Mensch zu sein und tue mein Bestes, um Niemandem unnötig zur Last zu fallen. Und dennoch fühle ich mich schuldig, weil ich zu krank bin um meinen Lebensunterhalt selbst zu verdienen und auf Hilfen angewiesen bin.

Ja, ich bin anders, ja, ich kann viele Dinge nicht und handhabe Situationen anders. Ja, ich weiß wie das auf Außenstehende wirkt und ja, ich merke eure Urteile, eure Blicke, euer Getuschel und es ist mir unangenehm und bringt mich dazu, dass ich mich schäme.

Suizid

Es gab eine Zeit in meinem Leben, da war ich wild entschlossen, zumindest in diesem einen Punkt, die Sache selbst in die Hand zu nehmen, selbst zu entscheiden, selbst zu wählen und so die Kontrolle zurück zu erlangen. Und ganz ehrlich, manchmal habe ich das alles einfach auch nicht mehr ertragen können. Ich glaube, man hat einfach nicht unendlich Kraft und irgendwann ist man müde. Also ja, es gab durchaus Momente in meiner Vergangenheit, in denen ich aus dem Leben scheiden wollte.

Dazu muss ich aber sagen, dass ich damals noch sehr jung war und für mich, mit meinem Paket und allem was da so dran baumelt, keine wirkliche Perspektive in diesem Leben gesehen habe. Das liegt schon sehr viele Jahre zurück.

Darauf folgte dann eine Weile, in der ich zwar nicht unbedingt leben wollte, aber mir den Selbstmord so als letzten Ausweg, immer offen hielt. Frei nach dem Motto: Ich kann es ja versuchen und wenn ich gar nicht mehr weiter komme, dann kann ich immer noch sterben, diese Möglichkeit läuft mir nicht weg.

Dann kam eine Phase, da wollte ich zwar nicht sterben, aber leben auch nicht, zumindest nicht so, wie es mein Zustand verlangte. Das war eine ziemlich schwierige Zeit, denn wenn man das Eine nicht will, das Andere aber auch nicht, was dann? Dann befindet man sich in so einer Art Schwebezustand, der einen ziemlich Handlungsunfähig macht. Was soll man auch groß tun, wenn man Nichts will?

Heute sehe ich das Ganze deutlich entspannter. Ich habe das Leben doch noch lieben gelernt und möchte nicht sterben. Ich weiß, dass da noch so viele Momente und Erlebnisse auf mich warten, die möchte ich nicht verpassen. Aber, ich überlasse inzwischen meinem Körper die Entscheidung.

Er ist Derjenige, der die meiste Last trägt. Er hat immer und immer wieder entschieden, dass er überleben will und dafür gekämpft, als mein Geist schon lange aufgegeben hatte. Er muss mit den Schäden zurechtkommen und sie ausgleichen. Ich glaube daher, es ist nur fair, wenn ich ihm die Entscheidung überlasse, wann er nicht mehr kann und gehen möchte.

Ich tue mein Bestes, um ihm Kraft und Energie zu geben, ihn zu versorgen und zu pflegen und ihm die Ruhe zu gönnen die er braucht, weil ich natürlich hoffe, er hält noch viele, weitere Jahre durch. Aber letztendlich werde ich ihm diese Entscheidung überlassen. Denn ohne ihn und seine unglaublichen Leistungen, wäre ich schon sehr lange nicht mehr hier.

Von Suizid hingegen halte ich inzwischen gar Nichts mehr und ich bin sehr froh und dankbar, nicht auf diese Weise aus dem Leben geschieden zu sein. Ich hätte so viel verpasst und es wäre ein Hochverrat an mir und meinem Körper gewesen, weil die ganzen Kämpfe dann vollkommen umsonst gewesen wären.

Und schließlich muss es ja einen Grund gegeben haben, warum irgendwas in mir, sich so sehr an das Überleben geklammert hat, ganz sicher war da nicht vorgesehen, dass ich es dann irgendwann selbst zu Ende führe.

„T" wie

Trigger

Mit Triggern zu leben hält so manches Mal Überraschungen bereit. Unter Triggern versteht man sogenannte Auslösereize. Zum Beispiel ein bestimmtes Geräusch, ein Geruch, ein Gegenstand. So ziemlich alles kann zum Trigger werden und eine Erinnerung eben antriggern, also auslösen. Leider lässt sich in sehr vielen Fällen vorher gar nicht mit Bestimmtheit sagen, was ein Trigger sein könnte und was ungefährlich ist.

Da die meisten Erinnerungen ja in Fragmenten abgelegt sind, oder waren, ist es praktisch unmöglich, alle Auslöser zu finden. Es ist ein bisschen wie ein Minenfeld, jeder Schritt kann eine Mine, bzw. einen Trigger auslösen. Du weißt einfach nicht wo einer vergraben ist und wann du auf ihn stoßen wirst. Wenn aber ein solcher Trigger auftaucht, dann setzt das eine Kettenreaktion in Gang. Sowohl körperliche als auch psychische Symptome können die Folge sein.

In meinem Fall, sind es Panikattacken unterschiedlichen Ausmaßes oder eben Flashbacks, diese aber größtenteils auf körperlicher Ebene. Diese „Anfälle" können sich deutlich unterscheiden, in Art, Intensität und Dauer.

Es gibt welche, die tauchen von einer Sekunde auf die andere auf. Es fühlt sich an, als würde mir urplötzlich der Kreislauf abschmieren. Mir wird heiß, schwindelig, ich bekomm Herzrasen und fange an zu zittern. Diese Anfälle sind besonders fies, sie tauchen ohne Vorwarnung auf und sorgen für einen gehörigen Schrecken.

Sie sind meist Situationsunabhängig, das heißt, ich weiß in etwa 80 % der Fälle nicht, was mich gerade getriggert hat. Sie sind einfach da und bevor ich sie wirklich realisiert habe, sind sie schon wieder fast verschwunden. Stellenweise steh ich dann da, mit der Frage: Was war das denn gerade?

In den anderen 20 % hab ich mich vorher erschrocken oder wurde mit einer unerwarteten Begebenheit konfrontiert. Zum Beispiel wenn ich mit meiner Hündin spazieren gehe und plötzlich ein großer Hund aus dem Gebüsch geschossen kommt. Diese Attacken klingen recht schnell wieder ab. Ich hab zwar noch eine Weile „Puddingbeine" und Herzrasen, aber sie sind, wenn auch sehr unangenehm, ohne größere Probleme zu bewältigen.

Dann gibt es durch Trigger ausgelöste Panikattacken, deren Auslöser ich mehr oder eben auch weniger kenne. Zum Beispiel beim Essen oder Autofahren. Da kommen die Symptome langsamer, halten aber auch länger an. Beim Essen setzt dann einfach der Schluckreflex aus, was natürlich wieder zu Schreckmomenten führt, aber insgesamt kann ich mich darauf vorbereiten und weiß, dass bestimmte Gegenmaßnahmen helfen können.

Bei diesen Anfällen, wird mir zwar nicht schwindelig, dafür krieg ich schlecht Luft, habe Herzrasen, und einen bitteren Geschmack im Mund. Zusätzlich Schweißausbrüche, Zittern, Schwierigkeiten zu Sprechen und ab einem gewissen Punkt setzt dann auch Panik ein.

Das ist überhaupt das Schlimmste an dem Ganzen. Ich weiß mittlerweile genau, was in meinem Körper vorgeht, dass mir nichts passiert, aber wenn mal eine Schwelle überschritten ist, dann kommt die Panik von ganz allein, ohne, dass ich etwas dagegen tun kann.

Um das zu vermeiden, versuche ich vorher schon gegenzusteuern. Ich versuche Atemübungen zu machen, mir die Situation genau anzuschauen, um ihr den Schrecken zu nehmen, ich blicke mich um und lenke meine Aufmerksamkeit auf bestimmte Gegenstände, sehe sie ganz genau an, Form, Farbe, Größe etc. um einen Bezug zur Realität herzustellen und mir klar zu machen, dass gerade überhaupt keine Gefahr droht.

Es ist also eine Arte Flashback, in den ich da rein gerate. Diese „Anfälle" bauen sich meist langsamer auf und brauchen auch länger, bis sie wieder vollständig verschwunden sind. Diese Art der Panikattacken treffe ich am häufigsten, in unterschiedlicher Stärke und auch mit ihnen lässt sich recht gut leben, wenn ich sie noch rechtzeitig abschwächen kann, bleiben sie ohne größere Folgen für mich.

Und dann gibt es da noch die „Triggerachterbahn". Das Gemeinste, was es geben kann. Da mein Körper ein gewisses Stresslevel mittlerweile gewöhnt ist, weil ich ja eigentlich immer unter Hochspannung stehe, merke ich zunächst gar nicht, dass ich schon in die Achterbahn eingestiegen bin. Während für mich im Bewusstsein noch alles Bestens ist, bauen im Hintergrund die kleinen Helferchen schon Mal die Strecke auf. Schön, mit Berg und Talfahrten, scharfen Kurven und ordentlichen Loopings.

Und irgendwann, eines schönen Tages, bin dann auch ich soweit, dass ich merke, dass irgendwas grade nicht stimmt. Ich werde unruhig, fange an innerlich zu vibrieren und bekomme Probleme mit dem Atmen, die Brust wird eng, die Atmung flacher. Das Herz rast, mir wird schwindelig und irgendwie verändern sich die Farben. Manchmal krieg ich so eine Art Tunnelblick, das Denken fällt mir dann schwer und ich bin extrem nah am Wasser gebaut.

Ohne, dass ich so wirklich verstehe, was gerade vor sich geht, denn einen bestimmten Auslöser scheint es ja nicht zu geben, geht der Ritt los. Diese „Attacken" ziehen sich manchmal über mehrere Tage hin. Sie werden stärker, flauen ab, die Stärke der einzelnen Symptome verändert sich. Einzig die Unruhe in mir, die bleibt beständig.

Überflüssig zu erwähnen, dass in solchen Phasen auch meine Stimmung buchstäblich Achterbahn fährt, ganz zu schweigen, von der Panik, die einsetzt, wenn es scheinbar kein Ende nehmen will. Wenn die Symptome nachlassen, tritt die Erleichterung ein, nur um im nächsten Moment enttäuscht zu werden, weil der nächste Looping um die Ecke schon gewartet hat.

Gegen solche Anfälle bin ich praktisch machtlos. Alle Versuche, mich zu beruhigen, Bezug zur Umwelt herzustellen oder meine sonstigen Übungen bleiben ohne Erfolg. Es ist wohl so, dass sich da etwas aufgestaut hat, was sich erst entladen muss, vorher kann keine Ruhe eintreten. Mein Körper kann nur eine gewisse Menge an Reizen, Stress und Aufregung verarbeiten. Wenn ich es übertreibe, dann bleibt zu viel zurück und schickt mich dann in unregelmäßigen Abschnitten in die Achterbahn.

An solchen Tagen bleibt mir nur die Möglichkeit, mich in eine möglichst reizarme Umgebung zurück zu ziehen, und abzuwarten, bis die Luft raus ist. Ich nenne es Triggerachterbahn, weil ich glaube, dass sich da verschiedene Triggerpunkte gegenseitig immer wieder an stupsen und daher für lange Zeit keine Ruhe einkehren kann.

Vor noch nicht allzu langer Zeit, war jeder einzelne dieser Panikattacken die absolute Hölle für mich. Ich verzweifelte langsam, weil ich mir nicht erklären konnte, warum mein Körper so ausflippt, obwohl ich dafür nicht den geringsten Grund erkennen konnte. Ich war wütend auf mich selbst und hatte das Gefühl zu blöde, zu verweichlicht und bekloppt zu sein. Es war kaum zu ertragen und ich zog mich immer mehr zurück.

Es hat viel Zeit und Arbeit gekostet, mir die Situationen genauer anzuschauen, das System dahinter zu verstehen und geeignete Übungen zu erlernen, um dem etwas entgegen setzen zu können. Mich mit dieser Thematik überhaupt auseinander zu setzen war schon eine beinahe übermenschliche Anstrengung, denn jeden Anfall begleitete die Angst zu sterben.

Doch, selbst die Achterbahn verlor ein bisschen an Schrecken, als ich verstand was vor sich geht. Diese Anfälle sind letztendlich mein ganz eigenes Warnsystem. Sie sollen mich schützen, sei es vor realen Gefahren, Gefahren die irgendwann mal bestanden, auftreten könnten, oder vor mir selbst.

Hört sich total bescheuert an, ist aber wohl ein recht großer Anteil des Problems. Wie gesagt, kann mein Körper nur eine gewisse Menge an Reizen, Stress, Emotionen etc. ertragen. Also muss ich selbstverständlich auch vorsichtiger mit mir umgehen.

Wenn bei einem anderen Menschen ein Schreck vielleicht nur einen einfachen Adrenalinschub auslöst, pumpt bei mir sozusagen die dreifache Menge durchs System. Entsprechend reagiert mein Körper auch dreimal so heftig.

Es gibt also durchaus eine Chance, diese Panikattacken ein bisschen im Zaum zu halten. Ich muss auf mich achten, zu viele Reize vermeiden, mir Ruhephasen gönnen und meinen Stress zeitnah wieder loswerden. Dann komme ich so Symptomarm wie möglich durch den Tag und muss nicht so oft in die Achterbahn steigen. Natürlich ist das leichter gesagt als getan, denn es ist ein sehr mühsames Unterfangen, herauszufinden, ab wann es zu viel für mich ist. Die Grenzen sind da nicht immer gleich und manchmal verpasst man eben leider den Punkt, an dem es kein Zurück mehr gibt.

„U" wie

Ungeduld

Geduld ist meine Schwäche und ich weiß, damit stehe ich nicht alleine da. Als mir klar wurde, ich habe ein Problem, besser gesagt mehrere, habe ich mich mit Feuereifer in die Arbeit gestürzt und Therapien gemacht, als gäbe es kein Morgen. Unglücklicherweise ist es aber so, dass Verletzungen ihre

Zeit brauchen, um zu heilen. Und mein eigenes Verständnis von „Zeit brauchen" wollte sich nicht so ganz mit dem decken, was meine Verletzungen da für sich beanspruchten.

Die Wahrheit ist, auch wenn du viele Jahre Therapie und harte Arbeit hinter dir hast, die Dinge benötigen genau die Zeit, die sie brauchen. Es ist unmöglich zu sagen oder zu bestimmen, wie lange es dauert, eine bestimmte Verletzung zu heilen.

Und dann hast du die rettende Therapie endlich im Schweinsgalopp hinter dich gebracht und oh Wunder, du bist noch immer nicht geheilt, du kannst dies oder das noch immer nicht. Ich glaube, eine der härtesten Lektionen, die ich für mich selbst verstehen und lernen musste, war mit mir selbst geduldig zu sein. Mir, meinem Körper und meiner Seele die Zeit zuzugestehen, die sie benötigten, auch wenn ich anderer Meinung war.

Es ist eine unnötige Qual und wenig Hilfreich, wenn man die Dinge beschleunigen will. Es wird erstens nicht funktionieren und zweitens erzeugt man selbst einen ungeheuren Druck, der Energie und Ressourcen kostet, die an anderer Stelle, nämlich zum Heilen, dringender benötigt würde. Und auch wenn sich das jetzt vielleicht seltsam anhört, manchmal ist auch der Weg das Ziel.

Sich selbst die Zeit und die Ruhe zu geben, um zu beobachten, wie manche Veränderungen sich einstellen, kann sehr bereichernd sein. Bei mir hat es meine Einstellung zu mir selbst geändert, ich habe Stolz gespürt, wenn ich kleine Fortschritte bemerkte, wenn hier etwas nicht mehr wehtat, oder dort plötzlich etwas klappte, was vorher undenkbar gewesen wäre.

Heilung, egal bis zu welchem Punkt sie möglich ist, ist immer ein Prozess. Diesen Prozess bewusst mitzuerleben, eigene Grenzen dabei wahrzunehmen, selbst das Tempo anzupassen und sich über die Erfolge zu freuen, sind unglaublich wichtige Erfahrungen die Kraft geben. Es ist auch wichtig, um zu spüren, wo vielleicht Defizite zurück bleiben werden und wie man mit ihnen umgehen kann.

Stell dir vor, Du bist im Urlaub und möchtest eine Bergwanderung machen, einen sehr hohen und steilen Berg besteigen. Als du am Fuße stehst und hinauf schaust, fragst du dich, wie du das Jemals schaffen sollst. Sieht sehr anstrengend, sehr steil und vor Allem sehr weit aus.

Nun dann, du bindest du dir fix die Wanderschuhe, schnappst dir den Rucksack und rennst den steilen Pfad hinauf, als wäre der Teufel höchstpersönlich hinter dir her. Du schaust nicht nach links oder rechts, weil du bei deinem Tempo wirklich aufpassen musst, nicht zu stürzen, dennoch strauchelst du ein paar Mal.

Schließlich bist du oben angekommen, du röchelst auf dem letzten Loch und schwindelig ist dir auch. Unterwegs ist dir irgendwann eingefallen, dass du Höhenangst hast, aber darüber magst du lieber nicht weiter nachdenken, du musst schließlich wieder hinunter ins Tal, also Augen zu und durch.

Laufen kannst du nicht mehr, deine Beine sind müde und du bist noch immer aus der Puste, also kriechst du eben den Berg hinab, für dich zählt nur noch das Ankommen. Und abends, wenn du dann in gemütlicher Runde beisammen sitzt, erzählst du stolz, wie du den Berg in Rekordzeit erklommen hast.

Unter dem Tisch zittern deine Beine immer noch und wenn man sich nah genug an dich heran schiebt, hört man noch das erschöpfte Pfeifen deiner Lungen. Dir ist klar, du wirst morgen den Muskelkater deines Lebens haben, aber was soll´s, das war es wert, du hast den Berg erklommen, da muss man eben Schmerzen in Kauf nehmen.

Und dann stellt dir einer aus der Runde die alles entscheidende Frage: „Und, war die Aussicht wirklich so gigantisch, wie man sich erzählt? Ich habe gehört, man hat an den Aussichtspunkten, die sich überall am Wegesrand befinden einen phantastischen Panoramablick." Verständnislos schaust du dein Gegenüber an. Aussichtspunkte? Da waren

Aussichtspunkte? An welchem Weg sollen die denn gewesen sein? Auch von den Ansichtskarten, die man sich an jeder Station als Erinnerung mitnehmen durfte, hörst du jetzt zum ersten Mal. Du hast Mühe dich überhaupt noch an den Weg zu erinnern, da waren zu viele Stolpersteine, denen du ausweichen musstest.

Was ich damit sagen will ist, jeder Weg benötigt seine Zeit und sollte nicht einfach nur hinter sich gebracht werden. Gerade um die Wunden zu heilen, die einem zugefügt wurden, sollte man sich wirklich Zeit nehmen, Geduld für sich aufbringen und sich weder selbst drängen, noch von außen drängen lassen.

Denn Heilung ist ein Prozess, es gibt keinen Berggipfel, den es zu erklimmen gilt. Jeder Schritt ist wichtig und jedes Gefühl will gefühlt werden. Gerade in diesem sensiblen Bereich, in dem die Verletzungen stattgefunden haben, sie haben nämlich das kostbarste bedroht, was du hast, dein Leben, gerade dort ist Geduld gefragt.

Leider ist häufig nicht nur die eigene Ungeduld ein Thema, man möchte es ja schnell hinter sich bringen und wieder normal funktionieren. Vielmehr ist es auch die Erwartungshaltung von außen, seien es Angehörige, Bekannte, der Arbeitgeber, die Gesellschaft oder eben auch unser Gesundheitssystem, die ihre eigenen Erwartungen durchsetzen möchten, wie lange ein solcher Heilungsprozess zu dauern hat.

Wenn man sich einfach mal vor Augen führt, wie viele Therapiestunden einem die Krankenkasse beispielsweise zugesteht, um dann eine mindestens zwei jährige Pause einzufordern, dann ist das Problem schon recht gut erklärt, oder?

Selbstverständlich haben alle diese Parteien ein, für ihre Seite, berechtigtes Interesse daran, dass die Heilung schnellstmöglich über die Bühne geht. Aber ich für meinen Teil kann dazu nur sagen, so gerne ich ihnen in mancherlei Hinsicht diesen Wunsch erfüllt hätte, es ging nun Mal nicht um sie. Zeit heilt alle Wunden, sagt man. Das ist nicht ganz korrekt, aber Zeit hilft und ist ein unglaublich wichtiger und sehr individueller Faktor. Zeit und Geduld.

„V" wie

Verzeihen

Ich werde häufig gefragt, ob ich Verzeihen kann, was mit angetan wurde, oder was ich erlebt habe. Das ist eine schwierige Frage, die keine eindeutige Antwort zulässt. Zunächst einmal sind da zwei verschieden Parteien, denen ich verzeihen müsste. Den Menschen, Situationen, Ereignissen, die mich verletzt haben und mir selbst.

Was die erste Partei anbelangt, nein, verzeihen kann ich das nicht und möchte ich ehrlich gesagt auch nicht. Es würde einem Verrat an mir selbst gleich kommen, wie ein stillschweigendes, nachträgliches Zugeständnis, dass es okay war, was geschehen ist. Ich habe mit den Jahren ein gewisses Verständnis entwickeln können. Rein objektiv kann ich logisch nachvollziehen, warum bestimmte Dinge geschehen sind, warum manch einer gehandelt hat oder handeln musste, wie er es tat. Das macht die Dinge nicht ungeschehen und es entschuldigt sie nicht mal ansatzweise. Aber mir hat es geholfen die Dinge anzunehmen und meinen Frieden mit ihnen zu schließen. Nicht um der Täter/Ereignisse Willen, sondern um meiner selbst willen.

Ich konnte mich mit dem Hass, der Wut, dem Unverständnis und auch dem Schmerz nicht länger selbst vergiften. Ich wollte diese Macht, die diese Dinge und Menschen über mich hatten, loswerden. Ich wollte endlich frei sein und all diese negativen Gedanken und Gefühl entspringen letztendlich nicht mir selbst, sie wurden, durch das was geschehen ist, in mich hineingepflanzt und haben mich und meine Seele über sehr lange Zeit hinweg weiter vergiftet.

Zu verstehen und anzunehmen, dass die Dinge waren wie sie waren, dass ich sie überlebt habe, dass sie vorbei sind und dann zu beschließen, dass ich sie nicht mit in meine Zukunft nehmen möchte, bedeuten für mich Freiheit und Frieden. Also auf diesen Teil der Frage lautet die Antwort: Nein. Ich habe nicht verziehen, ich habe mich Frei gemacht, von dem, was nicht zu mir gehört und meinen Frieden geschlossen.

Was mich selbst betrifft, sieht die Sache anders aus. Mir habe ich verziehen. Verziehen, dass ich über so viele Jahre hinweg, das Werk der Gewalt letztendlich an mir selbst weitergeführt habe. Dass ich mich so klein und fertig gemacht habe, weil ich einfach nicht normal sein konnte. Das ich mir ständig eingeredet habe, dass ich nicht gut genug bin, dass ich nicht hart genug an mir arbeite, dass ich Nichts wert bin, weil ich so anders bin. Das es ja kein Wunder war, dass mir solche Dinge passierten oder angetan wurden und dass mich keiner haben wollte, weil ich wertlos war.

All das habe ich mir verziehen, weil ich inzwischen weiß, dass es nicht meine Schuld ist, nicht mein Versagen und dass es nicht an mir, sondern den Verletzungen liegt, die ich davon getragen habe.

Ich kann stolz auf mich und meinen Körper sein, dass wir es bis hierher geschafft haben, auch wenn wir unsere Narben und Handicaps zurück behalten haben. Ich habe auch mit mir meinen Frieden geschlossen. Und ich weiß auch in diesem Fall, dass die meisten Dinge, die ich mir da selbst vorgeworfen habe, nicht mir und meinem tatsächlichen Bild, dass ich von mir habe, entsprangen, sondern mir eingeimpft wurden.

Ich bin auf bestimmte Denkmuster und Verhaltensweisen programmiert worden. Dies ging über einen sehr langen Zeitraum, in einer Phase, in der das eigene Denken und die eigene Persönlichkeit noch nicht stabil und reif genug gewesen sind, um eigene Ansichten entwickelt zu haben.

Diese Programmierungen wirken letztendlich wie ein installiertes Selbstzerstörungsprogramm und es hat eine Weile gedauert, sie aufzuspüren und unschädlich zu machen. Das ist mir noch nicht in allen Bereichen gelungen, aber ich brauch ja schließlich für die nächsten Jahre noch ein paar Herausforderungen…

„W" wie

Weiterleben

Wenn du eine Gewaltsituation überlebt hast, oder einen schweren Unfall, eine Naturkatastrophe oder ein anderes traumatisches Erlebnis, dann gibt es häufig ein vorher und ein nachher. Je nachdem zu welchem Zeitpunkt dieses Ereignis ist dein Leben getreten ist, in welcher Ausprägung, mit welcher Zerstörungsgewalt und mit welchen Verletzungen, werden die Folgen entsprechend weitreichend sein. Es ist dann, zumindest war es bei mir so, kein „Weiterleben" im wörtlichen Sinne.

Das Leben geht nicht einfach weiter, weil das Leben, wie du es kanntest, nicht mehr existiert. Die Dinge an die du geglaubt hast, sind unglaubwürdig. Die Pläne, Ziele und Wünsche, die du hattest, sind plötzlich ausradiert. Die Person, die du warst, existiert nicht mehr, so wie du sie selbst kanntest.

Mit dem Eintritt des „Traumas" in deinem Leben, setzt es deine gesamte Ordnung, deine Existenz, dein Weltbild außer Kraft.

Es ist als ob die Welt einen Augenblick still steht und wenn sie wieder anfängt sich zu drehen, erkennst du weder sie, noch dich selbst wieder. Im allerersten Moment, wenn du sicher bist, dass du überlebt hast, dich in Sicherheit befindest, der Schock noch sitzt, bist du einfach nur froh und dankbar, dass es vorbei ist und du am Leben bist. Egal wie, hauptsache du bist noch da, du existierst noch.

Aber nach einer Weile, manchmal sind das Minuten, manchmal Stunden, Tage, Wochen, beginnst du dich zu fragen, wer du plötzlich bist und was mit deiner Welt geschehen ist. Alles fühlt sich fremd an, Du selbst, dein Umfeld, Deine Welt. Während die körperlichen Wunden zu heilen beginnen, werden die anderen, die nichtsichtbaren Wunden plötzlich sichtbar.

Du hast keine Sicherheit mehr, kein Vertrauen, weder in dich, noch in die Menschen oder die Welt. Wie solltest du das auch können, es ist alles fremd, alles fühlt sich anders an. Schritt für Schritt musst du dich an dein neues Leben herantasten, musst lernen es zu leben. Musst dich selbst neu kennenlernen.

Und manchmal ist es eben so, dass du nicht nur das Gefühl für dich verloren hast und dich neu entdecken musst, sondern das die Verletzungen nicht ganz verheilen können und du tatsächlich ein anderer Mensch bist, der andere Pläne, Ziele und Gewohnheiten entwickeln muss, weil die Alten nicht mehr zum dem Menschen passen, der du jetzt bist, zu dem du gemacht wurdest.

In diesem Moment wird dir klar, dass du nicht einfach, wie bisher weiterleben wirst, sondern ein Überlebender bist, was einfach alles verändert.

Leider gilt das nicht nur für dich allein, sondern betrifft unter Umständen auch dein Umfeld und die Menschen, die dir Nahe stehen. Wenn du Glück hast, machen sie sich die Mühe, herauszufinden, wer du jetzt bist und wie dein neues Leben, dein Überleben aussieht und versuchen ein Teil davon zu werden. In manchen Fällen ist es aber so, dass sie wollen, dass alles wieder so ist wie vorher, vor Allem du selbst.

„X" wie

Der Ordnung halber und weil das X nun mal zwischen W und Y steht, sei ihm hier ein kleiner Platz gewidmet, auch wenn mir einfach keine sinnvolle Verwendung einfallen wollte.

„Y" wie

Yoga

Yoga nimmt hier eine stellvertretende Rolle ein. Wenn man, so wie ich, ständig unter Strom steht und einem die Stresshormone praktisch aus den Poren quellen, dann ist Entspannung ein sehr wichtiges Thema. Früher habe ich zum Stressabbau sehr viel Sport betrieben. Ich bevorzugte actiongeladene Aktionen, wie zum Beispiel Kampfsport, Tanzen, Wassersport, alles wo man sich gut auspowern konnte, und zwar so, dass meinem Körper gar nicht

bewusst wurde, dass er gerade „Zwangsentspannt"
wird.

Als mein Körper dann nicht mehr so richtig mit-
machen wollte, musste ich mir neue Möglichkeiten
suchen. Irgendwo muss der Stress hin und auch
wenn ich inzwischen einige Ausweichtechniken für
mich gefunden habe, sind sie häufig nur ein schaler
Ersatz dafür, sich wirklich auszupowern und seinen
Körper tatsächlich zu spüren.

Einen Körper, wie meinen, überhaupt dazu zu
bringen, in die Ruhe und in die Entspannung zu
kommen, ist an sich schon eine echte Herausforderung. Du erinnerst dich, was ich über Medikamente
schrieb?

Mein Körper hat einen ziemlichen Dickschädel
und das ist in jeglicher Hinsicht, die ihn zur Ruhe
bringen soll, gemeint. Dinge wie Schlafen, Entspan-
nen, einfach mal die Seele baumeln lassen, findet er
ganz direkt gesagt, ziemlich unangebracht. Es könnte ja etwas Unvorhergesehenes passieren, also kann
er auf keinen Fall seine Alarmbereitschaft vernach-
lässigen. Das könnte ja im schlimmsten Fall das Leben kosten.

Andererseits benötige ich aber sehr viel mehr
Schlaf, Entspannung und Ruhephasen, als andere
Menschen. Denn diese ständige Alarmbereitschaft,
die vielen Reize, Eindrücke, Flashbacks und Pani-

kattacken, verbrauchen enorm viel Energie und sind extrem anstrengend.

Also muss ich mich zur Ruhe zwingen und auch das artet manchmal schon in Kämpfe aus, weil mein Körper und ich uns da uneins sind. Inzwischen haben wir ein paar Kompromisse finden können. Schlafen, in der Nacht, ist mehr oder weniger machbar, wenn meine Hunde in der Nähe, sprich im Bett sind. Da kann ich mal die Alarmbereitschaft ausschalten, weil ich weiß, sie würden mich sofort wecken, wenn Gefahr drohen würde. Auch bei den immer wiederkehrenden Albträumen können sie durchaus hilfreich sein, weil abgesehen vom Sicherheitsaspekt, sind sie sehr kuschelig und anschmiegsam, was durchaus tröstlich ist.

Und ja, ich weiß, Hunde sind unhygienisch, rennen draußen rum und hängen ihre Nase überall rein, wie kann man sie nur mit ins Bett nehmen. Diese Diskussion habe ich schon zur Genüge führen müssen. Ich will es so, ich habe meine sehr guten Gründe dafür und lieber beziehe ich mein Bett öfter, als es gar nicht zu brauchen, weil ich nicht mehr schlafen kann. So einfach ist das.

Für die Entspannung zwischendurch habe ich das Meditieren entdeckt. Ich kann dir sagen, das war eine echte Herausforderung. Ich sage meinem Körper, er wird schwer und müde und er antwortet mir mit einer Panikattacke, weil er Angst hat, ich würde ihn ausknipsen wollen. Und dann, nach mühevollen, unzähligen Versuchen, hatte ich es endlich geschafft und war so richtig schön am wegdämmern, da kommt dann der Moment, wo tatsächlich alles warm und ganz leicht wird und so angenehm kribbelt.

Nun ja, sagen wir es mal so, mein Körper und ich teilen die Definition von angenehm nicht unbedingt. Senkrecht im Bett zu sitzen, ist das Gegenteil von Entspannung, vor Allem, wenn das Herz rast, als wärst du gerade fünf Kilometer gerannt.

Es hat mich jahrelanges Training gekostet um tatsächlich in die Meditation abtauchen zu können. Möglich ist dies allerdings nur, wenn ich allein in meiner Wohnung bin und die Hunde in der Nähe sind, was wohl keiner weiteren Erklärung bedarf.

Und dann gibt es da noch eine dritte Möglichkeit, um einfach mal runter zu kommen, gerade auch um meinem Geist zu entlasten, von den ganzen alltäglichen Reizen. Da ist das beste Heilmittel, mich in meinen Garten zurück zu ziehen, in der Erde zu graben, etwas zu bauen, zu Pflanzen, zu ernten oder einfach nur da zu sitzen und die Natur auf mich wirken zu lassen. Dort ist es ruhig, dort kann ich sein wie ich bin und ich spüre das Leben in mir und um mich herum.

Yoga habe ich übrigens ausprobiert, ebenso wie Tai Chi und Qi Gong. Das sind sicher wunderbare

Sportarten, nur eben nicht für mich. Entweder ich meditiere, unter den für mich möglichen Umständen, oder ich power mich beim Sport aus, was inzwischen schwierig ist. Aber für die Kombination aus Beidem, konnte ich mich leider nicht so wirklich erwärmen.

„Z" wie

Zurechnungsfähigkeit

Es mag durchaus Krankheiten geben, in denen die Zurechnungsfähigkeit oder die Eigen- / Fremdwahrnehmung nicht mehr oder nur noch teilweise gegeben sind. Und auch, wenn einige Ärzte, Psychiater oder Psychologen meine Ansicht jetzt vielleicht nicht teilen mögen. Für mich gehört meine PTBS, sei sie auch noch so chronisch und komplex, nicht dazu.

Sicherlich gibt es Situationen, wie zum Beispiel in einem Flashback oder in einer Dissoziationsphase, in der man nicht unbedingt den Durchblick hat.

Aber das sind verdammt nochmal einzelne Situationen.

Ich für meinen Teil, glaube, dass ich ein recht reflektierter und durchaus vernunftbegabter Mensch bin. Ich habe klare Vorstellungen von richtig und falsch, kann Situationen, wenn sie mich nicht gerade überrumpeln, relativ klar einschätzen und weiß im Großen und Ganzen, was ich will vom Leben. Ich kann mich, auch wenn ich manchmal mehr Zeit benötige, durchaus selbst versorgen und kann meinen Alltag größtenteils gut strukturieren. Ich bin keine Gefahr für Andere und mittlerweile auch nicht mehr für mich selbst. Ich achte sehr auf mich und mein Wohlergehen, versuche aber auch Rücksicht auf meine Mitmenschen zu nehmen.

Ich habe die Verantwortung für mich, mein Leben, meine Angelegenheiten und sogar, für inzwischen zwei Hunde übernommen und kriege das soweit ganz gut hin. Natürlich gibt es mal Dinge, die nicht so gut laufen oder mal Tage, an denen ich Schwierigkeiten habe, in die Gänge zu kommen, aber ich denke, das liegt in Anbetracht der Situation, durchaus im Rahmen des Vertretbaren.

Mir ist daher ziemlich schleierhaft, warum mir immer wieder abgesprochen wird, ein selbstbestimmtes und selbständiges Leben führen zu können und warum meine Zurechnungsfähigkeit da scheinbar immer mal wieder zur Debatte steht. Es mag Menschen geben, die unter den Folgen ihrer PTBS so sehr leiden, dass sie tatsächlich nicht ohne Hilfe klar kommen.

Es mag auch Menschen geben, die sich selbst oder ihre Situation nicht richtig einschätzen können oder wollen, weil es zu schmerzhaft wäre, sich einzugestehen, wie schwer die Verletzungen sind. Und ja, auch ich habe schon Betroffene erlebt, die komplett uneinsichtig sind, was ihre Erkrankung betrifft.

Ich zähle zu keiner dieser Personengruppen. Ich weiß, ich habe meine Defizite, ich kann sie recht realistisch einschätzen und ich bin durchaus in der Lage dazu, um Hilfe zu bitten, wenn ich merke, ich komme nicht mehr weiter. Das heißt aber nicht, dass ich, mit meiner Einschätzung, mit meinem Empfinden, mit meinen Aussagen, Wünschen, Plänen, Zielen, Handlungen, prinzipiell nicht ernst zu nehmen wäre.

Ich bin krank, ja. Ich habe diese Diagnose, ja. Und natürlich schränkt sie mich ein und hat Auswirkungen für mich und auf mein Leben. Manchmal sogar auf mein Erleben. Das berechtigt dennoch Niemanden, vor Allem Niemanden der sich von Berufswegen, mit Menschen wie mir befasst, mir meine Zurechnungsfähigkeit abzusprechen.

Eine Diagnose ist erst Mal nur eine grobe Orientierung. Aber sie lässt Spielraum, für Individualität, für Abweichungen und für tausende verschiedene

Variationen. Wenn man also wissen möchte, woran oder worunter der Gegenüber leidet, reicht es nicht, in seiner Schublade zu kramen, sondern man muss sich schon die Mühe machen, den Menschen kennen zu lernen, ihm die Möglichkeit zu geben, sich zu erklären und ihn ernst nehmen.

Ein guter Therapeut holt seinen Klienten dort ab, wo er steht, nicht wo er laut Lehrbuch und Schublade stehen müsste. Ich würde mich sehr viel leichter damit tun, mal im Krisenfall um Hilfe zu bitten, wenn ich die Sicherheit hätte, dass ich auch tatsächlich als Mensch wahrgenommen werde. Denn, die PTBS ist eine Diagnose, eine Erkrankung, aber ich bin nicht die PTBS, ich bin ein Mensch. Sie ist nur ein Teil von mir, sie ist nicht ICH.

Zugehörigkeit

Wir leben in einer Leistungsgesellschaft. Es zählt häufig nicht WER du bist, sondern WAS du bist. Was für einen Job hast Du, wie belastbar bist du, wie viel Geld hast Du, was für Kleidung trägst du, wie viele Freunde hast Du?

Manchmal erinnert mich die Gesellschaft an einen Bienenstock, mit lauter fleißigen Arbeitsbienchen, die fröhlich summend ihren Tag gestalten. Selbst in der Freizeit herrscht Termindruck, man möchte ja schließlich die paar Stunden, die einem bleiben sinnvoll nutzen und macht im Turbogang weiter.

Wenn wir beim Bild mit den Bienchen bleiben, was passiert mit den Bienen, die plötzlich flügellahm geworden sind? Oder denen, die von Anfang an nur mit einem Flügel auf die Welt kommen?

Eine kranke Biene, verlässt von sich aus den Bienenstock um zu sterben, sie kehrt einfach nicht mehr zurück um die anderen Bienen nicht zu gefährden. Einige Menschen machen es ähnlich, natürlich gehen sie nicht zum Sterben in die Einsamkeit, aber sie ziehen sich an den Rand der Gesellschaft zurück.

Da mit einer Krankheit häufig auch finanzielle Nöte, Einschränkungen im Alltag etc. einhergehen, bleibt ihnen gar keine andere Möglichkeit. Sie können nicht mehr mithalten und werden schnell übersehen in dieser Leistungsgesellschaft.

Manchmal müssen sie sich nicht mal selbst zurückziehen, es geschieht automatisch, weil sie der Schnelllebigkeit einfach nicht mehr folgen können und merken, dass sie keine vollwertigen Arbeitsbienen mehr sind und ihr Platz bereits neu besetzt wurde.

Ich persönlich war immer ein Mensch, der gerne gesellig war und eine Aufgabe im Leben brauchte. Als klar war, ich bin nicht mehr arbeitsfähig, wurde ich in Rente geschickt und fühlte mich plötzlich nicht mehr als vollwertiges Mitglied der Gesellschaft. Um mich herum schien die Welt sich weiter zu drehen, nur meine eigene, die wirkte starr und losgelöst vom Rest. Ein Tag glich dem Anderen und manchmal stellte sich tatsächlich morgens schon die Frage, ob sich das Aufstehen überhaupt lohnen würde.

Zu dieser Zeit war ich gerade mal Anfang dreißig und bis auf die Handicaps war ich körperlich in einer gesundheitlich durchaus passablen Verfassung. Wenn alles gut lief, hatte ich also noch vierzig oder fünfzig Jahre vor mir. Aber die Aussicht, sie auf diese Art zu fristen, war nicht sonderlich prickelnd.

Wir werden von Anfang an darauf geprägt und dahingehend programmiert, dass wir und nahtlos in dieses System unserer Gesellschaft einfügen. Erzogen zu fleißigen, angepassten Arbeitsbienen, die ihren Platz einnehmen, die Gesellschaft mitgestalten und aufrechterhalten. Was wir nicht lernen, ist dem Tag eine eigene Struktur zu geben. Ihn sinnvoll mit Aktivitäten, Interessen und Aufgaben zu füllen, die außerhalb des vorhergesehen Plans liegen.

Für dich als Leser mag es sich vielleicht traumhaft anhören, mit Anfang dreißig schon in Rente zu sein. Ins Bett gehen, wann du willst, ausschlafen, ausgiebig frühstücken, den Tag ins Blaue rein begehen und schauen, was er dir so bringt.

Endlich mal Zeit, dir all deine Lieblingsserien auf Netflix anzuschauen, genügend Zeit um alle deine Freunde zu treffen, auch die, die du schon seit Monaten vertrösten musst, weil einfach die Zeit so knapp und kostbar ist. Vielleicht gönnst du dir diesen Luxus mal im wohlverdienten Urlaub, oder aber, wenn du mal krank bist, aber ansonsten steht immer Pflichtprogramm und Alltag auf der Agenda.

Aus eigener Erfahrung kann ich dir sagen, das ist genau so lange toll, wie dein Urlaub normalerweise gehen würde. Spätestens nach zwei Wochen, fängst du an dich zu fragen, was du mit dir anfangen sollst. Nach drei Wochen überlegst du, ob es sich überhaupt lohnt, den Schlafanzug noch auszuziehen.

Es ist nämlich so. Deine Freunde gehen arbeiten, die haben keine Zeit für dich, ganz abgesehen davon, dass sie einen straffen Alltag haben und eure Leben nicht mehr allzu viel Themen bereit halten, über die ihr reden könntet. Habt ihr euch früher noch über den Stress im Job ausgetauscht oder ähnliches, ist da heute nicht mehr viel zu sagen.

Deine Lieblingsserien auf Netflix, haben leider nicht genügend Folgen, um dich die nächsten dreißig Jahre bei Laune zu halten, ganz zu schweigen von der Kuhle, die sich langsam aber sicher in deiner Couch bemerkbar macht und plötzlich ist diese gar nicht mehr so bequem, wie du sie von deinen freien Wochenenden in Erinnerungen hattest.

Ausschlafen ist eine tolle Sache, aber bis du aufstehst, ist der Tag schon zur Hälfte rum, macht aber Nichts, ist ja nicht so, dass du viel verpassen könntest. Dafür werden die Nächte immer länger, denn einschlafen kannst du irgendwann erst in den frühen Morgenstunden, du hast ja schließlich bis mittags gepennt.

Ich verspreche dir, spätestens nach vier Wochen kannst du dich selbst nicht mehr leiden, dir geht das Zuhause sein gehörig auf die Nerven, von dir selbst ganz zu schweigen. Deine Freunde haben viel zu viel zu tun, als das sie sich ständig mit dir treffen könnten und neue Kontakte knüpfen gestaltet sich schwierig. Warum?

Nun, wo verbringen wir heutzutage einen Großteil unserer Zeit? Richtig, im Job. Wo lernen wir daher die meisten Leute kennen? Ebenfalls im Job. Was hast du nun nicht mehr? Einen Job. Du erkennst sicherlich das Problem.

Früh in Rente zu sein ist nur halb so lustig, wie es sich anhört. Das Geld ist knapp, die ganzen schönen Dinge, die du dir vorgenommen hattest, wirst du nicht tun, weil du Rechnungen zu zahlen hast und

Lebensmittel wachsen leider nur in unzureichender Menge an Bäumen.

Glaub mir, es ist ein mühsamer Lernprozess, sich von Allem, was man kannte frei zu machen und zu lernen, wie man seinem Leben eine andere, neue Struktur geben kann. Nur dazu gehören, dass tut man dann trotzdem irgendwie nicht mehr.

Nun kämpfst du aber zusätzlich noch mit deiner Gesundheit, es zwickt hier, es zwackt da. Da ist es an manchen Tagen nicht ganz so einfach, sich ein Lächeln ins Gesicht zu zaubern und die gute Laune nicht zu verlieren.

Nichts desto trotz, ich bin dankbar und froh, dass ich Hilfe bekomme, dass meine Existenz weiterhin gesichert ist, obwohl ich selbst nicht mehr einsatzfähig bin. Ich möchte hier auch nicht das Klagelied „Guck mal, was für ein armes Häschen ich bin" anstimmen und Mitleid ist das Allerletzte was ich will und brauche. Das war an keiner Stelle dieses Buches mein Ansinnen.

Was am Schluss noch zu sagen bleibt

Ich hoffe, ich konnte dir einen kleinen Einblick geben, wie der Alltag oder das Weiterleben, nach „Tag X", aussehen kann.

Es ist nicht mit dem Überleben der Situation getan und jeder Mensch reagiert anders. Das heißt auch, die Bewältigungsstrategien, Lösungen, Heilungschancen, Symptome, Verletzungen und letztendlich die persönliche Entwicklung sind absolut individuell und einzigartig. Es ist nicht leicht, weiter zu machen, für Niemanden von uns. Aber ich weiß, auch von vielen anderen Betroffenen, dass Jeder einzelne von uns sein Bestes tut.

Das mag für Außenstehende oder Angehörige, manchmal nicht unbedingt so aussehen. Mal geht es nicht schnell genug, mal haben sich Dinge verändert, mal ist der Mensch nicht mehr derselbe. Die Folgen, die solche Erlebnisse nach sich ziehen, sind niemals abzusehen. Aber Eines haben sie alle gemeinsam. Sie erfordern sehr viel Geduld, Zeit, Liebe und jede Menge Unterstützung, um überhaupt eine Chance zu haben, jemals heilen zu können.

Ich weiß, dass dies frustrierend sein kann und auch wie albern oder befremdlich, solche Verhaltensweisen oder Symptome auf die Mitmenschen wirken. Und selbstverständlich reagieren sie entsprechend, sie wissen ja nicht, was los ist. Und selbst wenn, psychische Erkrankungen sind immer noch ein Tabu und werden sehr häufig mit dem eigenen Versagen der Betroffenen gleichgestellt.

Ich trage in mir drin die tiefe Überzeugung, dass dies nicht aus bösem Willen geschieht, oder um uns lächerlich zu machen, sondern aus Unsicherheit und Unwissenheit. Daher war es mir ein Bedürfnis, einen kleinen Teil zur Aufklärung beizutragen.

Wenn du also das nächste Mal einen Menschen siehst, der nicht ganz rund läuft, der seltsam ist, oder der sich nicht verhält, wie es der Norm entspricht, dann urteile nicht vorschnell über ihn. Du weißt nicht, welches Päckchen er mit sich trägt. Du kennst seine Verletzungen nicht, du weißt nicht, was er vielleicht überlebt hat und wie schwer es ihm fällt, sich in seiner neuen Realität zurecht zu finden.

Ein bisschen Toleranz, ein großzügiges Hinwegschauen über eine Schwäche oder eine seltsame Eigenart, tut dir ganz sicher nicht weh. Es kann aber durchaus einen riesigen Unterschied für die andere Person machen. Sie fühlt sich dann vielleicht nicht mehr ganz so fremd, ganz so anders, ganz so fehl am Platz und das ist doch irgendwie ein schöner Gedanke, oder?

Und solltest du irgendwann auf eine Person treffen, die offenbart, dass sie schwer verletzt wurde, in der Vergangenheit, oder auch aktuell dann frage bitte nicht nur nach dem Geschehen.

Zeig ihr, vielleicht doch auch, dass dich interessiert, wie sie überlebt, jeden Tag aufs Neue und dass du anerkennst, was sie leistet, auch wenn sie Zeit braucht. Vielleicht kannst du ihr ja sogar signalisieren, dass es okay ist, wie sie die Dinge jetzt handhabt und das sie jederzeit deine Hand halten darf, wenn sie mal die Orientierung verliert. Schau, wie sie ist, nicht, wie sie sein müsste. Sei du der Unterschied, das Bindeglied, zwischen ihr und der Gesellschaft.

In eigener Sache

In diesem kleinen ABC des Überlebens geht es sehr geballt um meine Erkrankung und die Einschränkungen und Herausforderungen, die sie mit sich bringt. Dies ist jedoch nur ein Teil meines Lebens, Erlebens und Alltags, der sich so komprimiert vielleicht erschreckender anhört, als er für mich tatsächlich ist.

Natürlich ist es manchmal anstrengend und macht mich manchmal traurig oder hilflos. Aber es ist nur ein Teil dessen, was mich oder mein Leben ausmacht. Und natürlich ist es auch nur ein Teil des Teils, den ich hier beschreibe. Die Liste der Besonderheiten, seltsamen Angewohnheiten und Symptome ließe sich sicher noch fortsetzen. Aber für einen ersten Eindruck, denke ich ist es mehr als ausreichend.

Trotz meiner Verletzungen, trotz meiner Narben, trotz meiner Erlebnisse bin ich wirklich glücklich und dankbar noch hier zu sein. Ich liebe mein Leben, so unperfekt, wie es auch sein mag und ich hoffe, noch viele weitere große und kleine Momente erleben zu dürfen.

Und auch wenn ein „Weiterleben" im eigentlichen Sinne des Wortes, nicht möglich ist, so geht doch das Leben weiter. Es ist anders, es ist verändert, es mag anstrengender sein und bringt einige Dinge mit sich, an die man sich gewöhnen muss, aber es ist dennoch lebenswert und kann bunt sein, wenn man es zulässt.

Wenn man sich an die neuen Voraussetzungen gewöhnt hat und lernt, das Vergangene für sich zu verarbeiten und zu integrieren, dann nimmt es zwar Platz ein, aber es wirkt nicht mehr so groß und bedrohlich, wie es im ersten Moment den Anschein hat. Letztendlich muss jeder von uns mit sei-

nem Päckchen leben und irgendwann die Verantwortung für sich selbst übernehmen.

Es ist ein langwieriger Prozess, sich selbst wieder
anzunehmen, sich wahrzunehmen, sich selbst, den
Menschen und dem Leben eine weitere Chance zu
geben, aber wenn es so weit ist, dann ist da jede
Menge Platz für Schönes, für Buntes, für Alles, was
das Leben lebenswert machen kann.

Und wenn man es genau nimmt, habe zumindest
ich, genau deshalb überleben wollen – um LEBEN
zu dürfen, wie immer das auch aussehen mag. Es
spielte damals keine Rolle, nur das ich diese Chance
überhaupt bekomme, das zählte für mich. Und dieser Wunsch war immerhin stark genug, mich in
entscheidenden Momenten durchhalten zu lassen.
Warum sollte ich also jetzt die Chance nicht ergreifen?